Hígado Graso

Múltiples recetas, suplementos, ejercicios, plantas medicinales y consejos recomendados por el Endocrinólogo

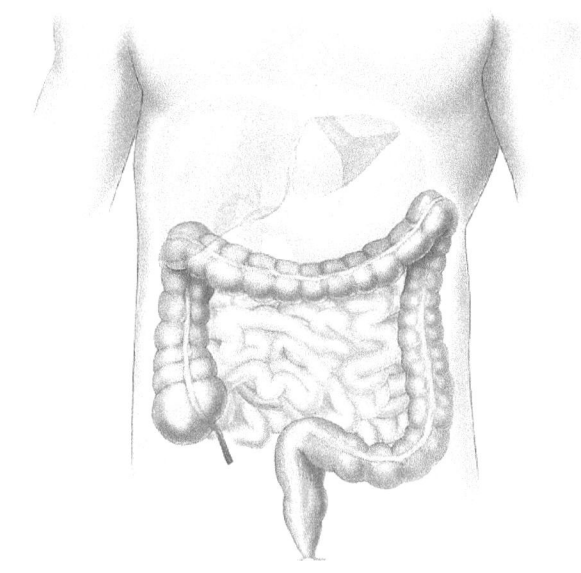

Mario Vega Carbó

Medicina Saludable 2022

A mis familiares originarios de Beniplixcar, España y de Manzanillo, Cuba.

A tío Manuel Carbó Calzada, ingeniero agrónomo y experto en plantas medicinales.

Y en especial a mi papá, Nicolás Vega Carrillo que siempre tiene un buen remedio natural para cada mal.

Contenido

Introducción 10
SECCIÓN I. INFORMACIÓN PARA PRINCIPIANTES 13
CAPÍTULO 1. ENFERMEDAD DEL HÍGADO GRASO NO ALCOHÓLICO 14
Hepatopatía alcohólica 14
Causas más frecuentes del hígado graso 15
Factores de riesgos asociados a la hepatopatía alcohólica 16
Síntomas que marcan el inicio de la enfermedad hepática 16
Consecuencias y complicaciones 17
Bases del tratamiento médico convencional 19
CAPÍTULO 2. RECETAS DE COCINA SALUDABLES 20
Incluye alimentos ricos en vitamina C y mantén niveles adecuados de vitamina D 24
La dieta mediterránea es la más recomendada 24
Algunas recetas para mejorar tu alimentación 25
Berenjenas a la siciliana 25
Ensalada de cogollos de lechuga y leche de cabra 26
Ensalada mediterránea en vaso 27
Ratatouille 29
Panzanella con aceitunas y anchoas 30
Receta de atún con berenjena y tomatitos 31
Albóndigas de merluza y brócoli 32
Ensalada de pollo y aguacate con vinagreta de cítricos 33
Ensalada templada de judías negras y patata 34

Burritos vegetarianos de alubias negras con arroz integral.........36
Desayunos en la dieta mediterránea..37
Meriendas..38
CAPÍTULO 3. REMEDIOS CON PLANTAS MEDICINALES 40
Té verde..41
Infusión de perejil y menta..43
Infusión de diente de león 44
Infusión de cáscara de limón...45
Té de ajo y limón..46
Té de alcachofa...48
Té de romero 49
Té de tamarindo...50
Té de vainas de tamarindo..51
Agua de tamarindo 51
Té de hojas de tamarindo 52
Té de boldo...52
Jugo de papaya y limón...53
Jugo de brócoli y pepino para desintoxicar el hígado graso 54
Jugo de remolacha y limón para el hígado graso 55
Jugo de toronja, limón y naranja 56
Jugo de limón, chía y nueces...57
Batido de pepino, manzana, espinacas y arándanos...................58
Jugo de remolacha con zanahoria y manzana 58
Jugo verde para limpiar el hígado graso.....................................59
Batido de apio, limón y perejil 60
Batido verde veraniego...60
CAPÍTULO 4. SUPLEMENTOS VITAMÍNICOS..................62
La toxicidad de los complementos dietéticos..............................63

Consumo de vitaminas en exceso puede afectar el hígado y los riñones 65

Vitaminas que pueden prevenir el hígado graso 66

Algunas preparaciones beneficiosas..67

Cardo mariano o lechoso...67

Selenio..69

Vinagre de sidra de manzana 71

N-acetil-cisteína (NAC) 72

Curcumina 73

Berberina 75

Ácidos grasos Omega 3...76

Manejo dietético y suplementación con aminoácidos de cadena ramificada en cirrosis hepática..78

Signos que indican que tu cuerpo necesita vitaminas 79

CAPÍTULO 5. MEJORES RUTINAS DE EJERCICIOS 82

El deporte y la cirrosis hepática 83

Músculo, peso y grasa corporal...84

El músculo y la eficiencia metabólica...85

Ejercicio cardiovascular, la clave para combatir el hígado graso 89

Ejercicios de fortalecimiento o de fuerza...................................97

CAPÍTULO 6. EDUCACIÓN EN SALUD PARA COMBATIR EL HÍGADO GRASO...103

¿Qué sucede si no se atiende a tiempo el hígado graso?...........104

¿Debe suspenderse por completo el consumo de bebidas alcohólicas? 105

¿Cómo reducir el hábito de beber?..107

Consejos prácticos para dejar el hábito definitivamente...........108

SECCIÓN II. NIVEL AVANZADO 112

CAPÍTULO 7. CONCEPTOS SOBRE HÍGADO GRASO Y CIRROSIS 113

Hígado graso 113

Tipos de hígado graso 115

Causas o factores que aumentan tu riesgo de tener hígado graso 116

Causas de cirrosis hepática 117

Síntomas comunes 118

Síntomas de la cirrosis 118

Consecuencias o complicaciones 120

Bases del tratamiento médico convencional 121

CAPÍTULO 8. RECETAS DE COCINA SALUDABLES 123

Sopa de brócoli y queso: una cremosa elección para cuidar el hígado 124

Batido de pomelo (toronja). Alto poder desintoxicante para proteger el hígado 127

Ensalada mediterránea de atún. Un suculento platillo que cuida tu corazón e hígado 131

Jugo de remolacha, pepino y piña, cuida hígado y toda tu salud 135

Tostada de pollo y frijoles negros una bomba nutricional que cuida tu corazón y tu hígado 138

Snack de yogur y frutas, sencillo y nutritivo mientras mejora tu salud 144

CAPÍTULO 9. REMEDIOS CON PLANTAS MEDICINALES 149

Bebe 2 tazas de café al día para aumentar tu energía y proteger tu hígado 150

Toma 1 o 2 tazas de té de cúrcuma al día para desinflamar tu hígado 156

Astrágalo la exótica planta que reduce grasas en la sangre y en el hígado 160

Usa jengibre para revertir el hígado graso mientras adelgazas .162

Té verde una bebida que retrasa el envejecimiento al proteger tu hígado 166

Incluye Nopal en tus comidas para curar la resaca 170

CAPÍTULO 10. SUPLEMENTOS 175

Vitamina E el antioxidante que embellece la piel mientras alivia el hígado graso 175

Cardo mariano (silimarina), el suplemento que todos usan para cuidar el hígado 180

Toma suplementos de vitamina C para mejorar tu sistema inmunológico y desinflamar el hígado graso 183

Raíz de regaliz cura las aftas, el acné y también protege tu hígado 187

Toma probióticos para revertir el hígado graso y mejorar la flora intestinal 193

CAPÍTULOS 11. MEJORES RUTINAS DE EJERCICIOS 200

Preguntas frecuentes y evidencia científica 201

Una caminata poderosa y efectiva..203

Guía de circuitos aeróbicos para empezar................................210

Guía de ejercicios de fuerza para empezar...............................216

Flexiones, Push-ups o lagartijas...218

Consejos generales para mayor seguridad 224

CAPÍTULO 12. EDUCACIÓN PARA TRATAR EL HÍGADO GRASO Y SUS COMPLICACIONES 226

¿Cómo prevenir la enfermedad del hígado graso? 233

SECCIÓN III. LA OPINIÓN DEL EXPERTO 235

Parte 1. Alimentos y suplementos para el hígado graso y la cirrosis 236

Parte 2. Jugos naturales para el hígado graso y la cirrosis 243

Parte 3. Remedios naturales para el hígado graso y la cirrosis .249

EPÍLOGO..255

REFERENCIAS 259
Sobre el autor 273
Otros Libros de Endocrinología 276
Presencia online...277

Introducción

Nuestro cuerpo es una estructura tan perfecta y prodigiosa que cada parte del mismo cumple una función específica, por muy pequeña que sea o insignificante que parezca a nuestra mente.

Las pestañas, por ejemplo, son pequeños pelos que rodean el ojo e impiden que entren cuerpos extraños que puedan lastimarlo, además son tan sensibles que apenas entran en contacto con cualquier objeto producen el cierre del párpado de manera automática.

Los órganos son las estructuras más organizadas que tenemos dentro de nosotros y su funcionamiento es muy complejo y versátil. Tan solo el hígado realiza cerca de 500 actividades diferentes, todas ellas indispensables para mantenerte vivo sobre la faz de la tierra.

El hígado es un órgano de gran tamaño que se encuentra debajo de tus últimas costillas del lado derecho, actúa como una gran fábrica en la que se sintetizan y procesan diversas sustancias. La sangre que sale de tu estómago e intestinos debe pasar obligatoriamente por el hígado donde se procesa, descompone y equilibra para ser distribuida. Por esto, este órgano tiene la capacidad de desechar sustancias nocivas, crear nutrientes y metabolizar medicamentos.

Así es, la gran mayoría de medicamentos se metabolizan en el hígado y esta es la razón de que algunos doctores recomienden no beber alcohol cuando estás bajo un tratamiento. Ambas sustancias se procesan en el mismo órgano y en algún punto podrían solaparse. En realidad, el alcohol en exceso es el enemigo natural de un hígado saludable. Cuando esta sustancia se consume sin control puede minimizar la utilidad de este órgano al punto de reducir su tamaño e impedir completamente sus funciones.

Una persona que no consume alcohol puede desarrollar un cuadro clínico similar al de una persona alcohólica, aunque estos casos no son tan comunes y tienen una recuperación mucho más rápida.

En este ebook, **Hígado Graso,** de la serie **Medicina Saludable 2022,** aprenderemos sobre dos patologías capaces de producir un daño irremediable: el hígado graso y la cirrosis hepática. Veremos cómo se soluciona con medicina tradicional, qué remedios son efectivos y cuáles no. Esperamos que esta breve guía resulte una herramienta útil para que aprendas a cuidar tu hígado, de manera que cumpla su función correctamente por el resto de tu vida.

Hígado Graso

Sección I. Información para principiantes

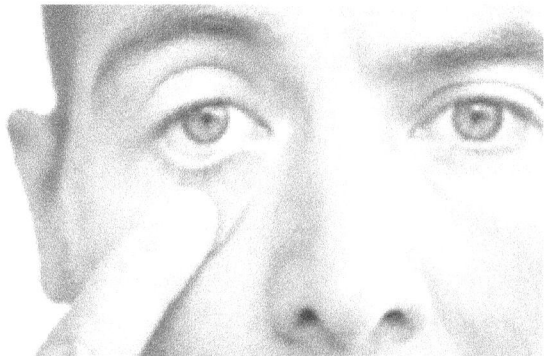

En la primera sección de este ebook encontrarás todos los conocimientos básicos en relación al hígado graso y sus complicaciones. Explicaremos de forma resumida y clara, las causas, las consecuencias y complicaciones, haciendo énfasis en los aspectos nutricionales y de estilo de vida que impactan directamente sobre esta condición y que pueden ayudar a combatirla con algunas modificaciones sencillas en los hábitos de vida.

CAPÍTULO 1. ENFERMEDAD DEL HÍGADO GRASO NO ALCOHÓLICO

Se conoce con el término de "Enfermedad del hígado graso no alcohólico" a las afecciones hepáticas desarrolladas por personas con un bajo consumo de alcohol o que se abstienen por completo. Se produce cuando las células del hígado almacenan una cantidad anormal de grasa que da lugar a otros problemas como inflamación y cirrosis.

En Estado Unidos aproximadamente una cuarta parte de la población está afectada por el hígado graso no alcohólico y según la Revista de gastroenterología de México (1) hay una prevalencia mundial de 20 a 30% de esta patología.

Hepatopatía alcohólica

Una hepatopatía alcohólica es una lesión que se produce por el consumo excesivo de alcohol a lo largo de los años. Con el paso del tiempo la lesión evoluciona para convertirse en un problema mayor y si no se detiene produce el colapso del hígado.

En etapas tempranas de la hepatopatía alcohólica se acumula grasa en las células de este órgano, pero existe la posibilidad de revertir este estado y de hacer que regrese a la normalidad. El 90% de los bebedores frecuentes entran en esta primera fase. Existe un riesgo incrementado de desarrollar hepatitis alcohólica, es decir, inflamación del hígado, entre un 10 y 35%. La persona puede experimentar dolor en el costado derecho, fatiga y náuseas, en otros síntomas.

Por último, está la cirrosis, que es cuando el hígado se ve cubierto de forma permanente por tejido cicatricial que obstaculiza sus funciones. Cuando la estructura del órgano se ve afectada de esta manera ya no hay marcha atrás. En la evolución más avanzada de la cirrosis el hígado se reduce, pierde su apariencia, textura y se distorsiona por completo.

Un hígado lesionado en un 80% puede funcionar por cierto tiempo, sin embargo, la calidad de vida de la persona se ve reducida de manera importante. En caso de que no se cumpla el tratamiento y no se adquieran nuevos hábitos la recuperación lamentablemente no llegará.

Causas más frecuentes del hígado graso

Hasta el momento no se sabe la causa exacta del hígado graso no alcohólico, como tampoco se sabe por qué algunos pacientes que no beben atraviesan la fase de inflamación y llegan hasta la cirrosis. Sin embargo, se ha descubierto que algunas condiciones de salud aumentan las probabilidades de esta patología, por ejemplo, el sobrepeso, la resistencia a la insulina e hiperglucemia.

Estas tres afecciones tienen en común que favorecen la acumulación de grasa en el hígado y ésta actúa como una toxina que afecta las células hepáticas al punto de cicatrizarlas.

También se cree que la genética juega un papel importante ya que algunas personas tienen menos capacidad de metabolizar el alcohol y el hígado graso es más común cuando hay un miembro en la familia que lo padece.

Por otra parte, cuando una persona presenta hepatopatía alcohólica la única causa es la ingesta desmedida de alcohol, es decir, es algo que corre enteramente por su responsabilidad y autocontrol.

Factores de riesgos asociados a la hepatopatía alcohólica

Se sabe que una hepatopatía alcohólica se produce por la ingesta excesiva de bebidas alcohólicas, sin embargo, hay otros factores que aumentan la probabilidad o aceleran el proceso de la enfermedad.

Ser obeso y tener problemas de adicción te predispone a padecer rápidamente una patología relacionada con el hígado. También mantener un consumo regular por más de ocho años. Las mujeres son más propensas que los hombres, así como padecer hemocromatosis se ha vinculado como un factor de alto riesgo en bebedores empedernidos.

La hemocromatosis es un trastorno hereditario en el que la persona acumula y absorbe demasiado hierro aun cuando mantenga una dieta equilibrada y se abstenga de beber vino. Se estima que cerca del 25% de bebedores con hemocromatosis padecen de hepatitis C en algún momento de sus vidas y la combinación de estos tres factores aumenta considerablemente la probabilidad de padecer cirrosis.

Síntomas que marcan el inicio de la enfermedad hepática

El hígado graso, también conocido como esteatosis hepática, no presenta síntomas al principio en la mayoría de pacientes. Cerca de un tercio de los afectados experimentan un leve aumento en el volumen del hígado, o elevación discreta y aislada de las enzimas hepáticas, aunque no muestran dolor cuando se palpa en un examen médico.

La hepatopatía alcohólica tampoco tiene síntomas en el comienzo de la enfermedad, de hecho, la persona puede continuar con su hábito de beber en exceso sin percatarse de que está atravesando un problema de salud por cierto tiempo.

La mayor parte de los bebedores de alto consumo comienzan a desarrollar problemas evidentes entre los 40 y 50 años de edad, y no es hasta 10 años después de que aparecen los primeros síntomas que la enfermedad se agudiza.

La hepatitis alcohólica se manifiesta con fiebre leve y progresiva, dolor en el costado derecho del cuerpo e ictericia, que es la pigmentación amarilla de la piel.

Si una persona ha consumido alcohol en exceso y presenta alguna de estas molestias se someterá a un análisis de sangre donde se evaluará la funcionalidad del hígado. En algunas ocasiones será necesario realizar una biopsia.

Consecuencias y complicaciones

La complicación detrás de un hígado graso, alcohólico o no alcohólico, es que puede dar lugar a hepatitis y más adelante a cirrosis, que es una lesión grave irreversible, es decir, no existe una cura para eliminar el problema.

La cirrosis hepática conduce a diversas complicaciones que pueden resultar mortales. Examinemos algunas posibilidades:

Coagulopatía: El paciente presenta un gran volumen de sangrado en una herida o se hace hematomas con facilidad debido a que el hígado no produce las sustancias implicadas en la coagulación.

Además, la ingesta de alcohol puede reducir el número y actividad de las plaquetas, que intervienen en la coagulación de la sangre y el proceso de curación.

Insuficiencia hepática: Se produce cuando el hígado colapsa y tiene menos capacidad para realizar sus funciones deteriorando de manera general la salud del paciente. Normalmente la insuficiencia hepática conduce a la insuficiencia renal.

Hipertensión portal: La vena porta, que se encarga de transportar la sangre desde el intestino al hígado puede estrecharse ocasionando un aumento de la presión de la sangre en su interior.

A partir de esta obstrucción se desarrolla:

Encefalopatía hepática portosistémica: El hígado afectado no puede eliminar residuos tóxicos de manera eficiente por lo que la sangre que llega al cerebro está contaminada. La funcionalidad cerebral se deteriora y la persona puede sentirse confundida o adormecida.

Esplenomegalia: La hipertensión portal ocasiona un aumento de volumen en el bazo, esto se denomina esplenomegalia. El mal funcionamiento ocasiona un estado inmunosuprimido debido a que atrapa y destruye más glóbulos blancos (leucocitos) y plaquetas (trombocitos) de lo normal.

Hemorragias digestivas: Ocurre cuando las venas del esófago y el estómago se dilatan y pueden sangrar debido a la hipertensión portal.

Bases del tratamiento médico convencional

Una parte muy importante del tratamiento del hígado graso es abandonar el consumo de alcohol, pero hacerlo es muy difícil y a menudo requiere la ayuda de programas de rehabilitación.

Hay algunos medicamentos útiles para dejar el hábito porque controlan las ansias o hacen que te sientas mal si consumes alcohol. En el caso del hígado graso no alcohólico los doctores recomiendan perder peso para reducir los depósitos de grasa en el cuerpo en general y en el hígado.

Tu médico podría sospechar que algunos fármacos son los responsables de esta condición por lo que podría reducir la dosis de manera gradual o te recomiende cambiar a otro tratamiento con efectos secundarios menos perjudiciales.

Hasta la fecha no hay medicamentos específicos para tratar el hígado graso, se ha intentado con algunas sustancias usadas para la diabetes y con vitamina E, pero los datos aún son insuficientes.

CAPÍTULO 2. RECETAS DE COCINA SALUDABLES

Este segundo capítulo del libro se llama "Recetas de cocina saludables" pero en realidad podríamos llamarlo "Claves para una alimentación saludable" pues en esto nos enfocamos antes de explicar las recetas que el paciente puede realizar en casa.

Como doctor considero que es más provechoso para un paciente entender cómo funciona la alimentación, qué puede comer y qué le resultará perjudicial y por qué, que simplemente imponer un régimen similar a un castigo o un gran voto de abstinencia que no tenga mucha relevancia para la persona. Luego de transmitir este conocimiento entonces procedo al plan alimenticio y al menú, de manera que el paciente pueda hacer los ajustes que crea convenientes utilizando el conocimiento que ya posee.

Respecto al hígado graso no alcohólico, si bien no se conocen aún las causas exactas, se piensa que una alimentación desbalanceada con exceso de calorías y alimentos procesados en abundancia puede favorecer su aparición. Esta aseveración tiene sentido si se toma en cuenta que la alimentación inadecuada produce que las calorías no utilizadas por el cuerpo se almacenen en forma de grasa en el tejido adiposo en general, en otras palabras, el nivel de sustancias grasas en el cuerpo aumenta. Así pues, una dieta saludable puede prevenir la esteatosis hepática o evitar su progresión hasta convertirse en hepatitis, en caso de que ya el paciente presente la afección.

Si revisamos sinceramente nuestra dieta de seguro encontraremos que es alta en calorías, rica en productos de origen animal, elevada en grasas *trans* y alimentos procesados y colmada de colesterol y azúcar.

Por la salud de tu hígado, llegó el momento de hacer algunos cambios hasta que alcances una mejor condición donde tu alimentación pueda ser modificada lentamente.

Restricción de calorías es el punto de partida para combatir el hígado graso

Según una revisión llevada a cabo en el 2019 sobre varios estudios que abordaban la nutrición en el hígado graso no alcohólico (2), la energía que se obtiene de la dieta (calorías) es un factor de gran impacto, independientemente si estas provienen de carbohidratos o de grasas.

Los investigadores a cargo señalaban que, como la mayor parte de los participantes eran obesos o tenían sobrepeso en algún nivel, la restricción calórica que hicieron fue de al menos 500 kcal día para alcanzar una pérdida de 5% del peso inicial.

Además, de esto sugiere que la disminución fue personalizada y que cualquier persona con hígado graso no alcohólico cambie drásticamente su dieta debe consultar con un nutricionista profesional que evalúe aspectos como edad, peso, altura, ocupación y demanda calórica y pueda elaborar un plan adecuado.

El azúcar y la grasa no son los mejores amigos de tu hígado

La comida procesada y los alimentos ricos en harina y azúcar pueden tener un sabor delicioso y complacer a tus papilas gustativas, pero en realidad no son los mejores amigos de tu hígado graso. Una dieta rica en azúcar contribuye a tener calorías en exceso que se acumulan en los depósitos de grasa del hígado y producen inflamación. De esta manera, es aconsejable limitar la sacarosa, es decir, el azúcar refinado.

La fructuosa, que es el azúcar presente en la fruta, la miel y ciertos vegetales, se asimila con más rapidez por lo que se asimila más rápidamente, sin embargo, no deben consumirse en exceso porque, al igual que la sacarosa, se acumularán en los tejidos del organismo.

Por otra parte, debes prestar atención a la carne roja y alimentos fritos que comes porque están cargados de grasa saturada, que propicia la patología, de hecho, las personas con esteatosis hepática normalmente tienen elevados niveles de colesterol y triglicéridos en la sangre.

Limitar la ingesta de azúcar y de grasas hará que bajes de peso, que tal vez es una meta que te habías propuesto previamente. La mayoría de personas que reducen su peso corporal en un 10% reducen en un grado el hígado graso.

El café es un alimento benéfico para combatir esta afección

Para sorpresa de algunos pacientes, cuando vayan a consulta con su doctor es probable que él no les pida abandonar el consumo de café a pesar de que el grano tiene cierta cantidad de colesterol y es una bebida que se restringe en la mayoría de personas con una patología.

Recientemente, un estudio llevado a cabo en la Universidad Federico II de Nápoles (3) demostró que el café ayuda a disminuir la permeabilidad del intestino, impidiendo que absorba grasa en exceso proveniente de los alimentos.

La investigación fue presentada en el Congreso Internacional del Hígado 2016, celebrado en Barcelona. Aquí se explicó que ya había varios estudios que analizan la influencia del café en la patología, pero ninguno demostraba que se debía a que mejoraba la permeabilidad del hígado.

También se descubrió que el café puede revertir la degeneración balonizante, que es un tipo de degeneración que se produce en las células hepáticas como consecuencia de acumular altos niveles de sustancias cerosas.

En la investigación se utilizaron ratones divididos en tres grupos, cada grupo fue alimentado durante 12 semanas con una dieta diferente. Algunos fueron alimentados con una dieta normal, otro grupo con una dieta rica en grasas y otro grupo con una solución de café.

Los resultados del tercer grupo, el alimentado con café, se asociaron con mejores marcadores en la esteatosis hepática en comparación con el segundo grupo.

La conclusión es que las sustancias de la bebida disminuyen los niveles de colesterol y de alanina aminotransferasa, que es la enzima encontrada en personas con un daño hepático avanzado.

Incluye alimentos ricos en vitamina C y mantén niveles adecuados de vitamina D

La vitamina C se asocia con una incidencia menor de hígado graso no alcohólico. Esta sustancia, también conocida como ácido ascórbico, se encuentra presente en frutas rojas, piñas, kiwi, papaya, naranja y mandarina. También está en alimentos como brócoli, coliflor, col rizada y pimentones.

Por otra parte, la deficiencia de vitamina D facilita la aparición de la enfermedad y puede obtenerse en alimentos como salmón, atún, queso y huevos. De igual forma, puede encontrarse en suplementos.

La dieta mediterránea es la más recomendada

Los expertos en salud opinan que la dieta occidental no es la adecuada para combatir la esteatosis hepática por su alto contenido en grasas, azúcar y alimentos procesados, de hecho, un estudio reciente demuestra que la alternativa más acertada es la dieta mediterránea.

Los investigadores de la Universidad Ben-Gurion del Negev (4) realizaron un seguimiento durante 20 años de distintos ensayos aleatorizados a largo plazo que buscaban demostrar que la dieta mediterránea es la más saludable.

Descubrieron que el hígado graso no alcohólico afecta en un 25 - 30% a la población de Estados Unidos y Europa y si bien algo de grasa en el hígado no resulta perjudicial hasta en un 5% puede conducir a otras enfermedades.

Así pues, el inicio del hígado graso puede promover la resistencia a la insulina, aumentar el riesgo cardiovascular, facilitar la aparición de diabetes tipo 2 y disminuir la flora intestinal.

Los médicos y científicos a cargo del estudio coinciden en que la pérdida de peso y una reducción en el consumo de alcohol son las únicas vías para combatir la enfermedad, sobre todo porque no hay fármacos que se utilicen como tratamiento en la actualidad.

Algunas recetas para mejorar tu alimentación

Berenjenas a la siciliana

La berenjena es un ingrediente predilecto en la dieta mediterránea porque está compuesta en un 92% por agua y tan solo tiene un 3.5% de carbohidratos. Además de esto, cada 100 gramos aportan solo 21 calorías, 240 mg de potasio y 13 mcg.

Ingredientes

- 3 berenjenas pequeñas
- 3 tomates medianos
- 1 cabeza de dientes de ajo pequeña
- 1 lata de anchoas en conserva
- 3 cucharadas de alcaparras
- Sal y pimienta al gusto
- Aceite de oliva extra virgen
- Orégano seco y picado en la cantidad de tu preferencia

Preparación

Con la ayuda de un cuchillo pela los ajos y lávalos junto con el tomate y las berenjenas. Saca las anchoas de la lata y déjalas en una taza.

Corta a la mitad las berenjenas por el lado más largo y colócalas en una bandeja apta para el horno previamente engrasada. La piel debe ir hacia la superficie de la bandeja y la parte donde hiciste el corte hacia arriba.

Corta los tomates en rodajas y ponlos con cuidado sobre las berenjenas, haz lo mismo con los dientes de ajo. Añade las anchoas, alcaparras y orégano.

Por último, agrega un poco de aceite sobre la preparación y lleva al horno por una hora y media a una temperatura de 160°C.

Sirve como guarnición acompañándola con ensaladas o carne a la plancha.

Ensalada de cogollos de lechuga y leche de cabra

A pesar de que la lechuga es una verdura muy sencilla está repleta de vitaminas A, E, C, K, B1, B2, Y B3, además contiene sodio, magnesio, calcio y potasio. Cada 100 gramos cumplen la dosis recomendada de betacarotenos.

Por otra parte, el yogur de leche de cabra representa un gran aporte de aminoácidos esenciales, calcio y proteína de alta calidad, con menos grasa que la leche de los bovinos.

En síntesis, esta ensalada puede ser parte de un almuerzo o cena muy nutritiva apta para un paciente con hígado graso y para toda la familia en general.

Ingredientes

- 2 cogollos de lechuga
- 1 huevo
- ½ aguacate
- 60 ml de leche o yogurt de leche de cabra
- 2 ml de jugo de limón
- 1 diente de ajo

- 1 hogaza de pan integral rebanado
- 1 ramillete de perejil fresco
- Sal y pimienta negra al gusto
- Aceite de oliva

Preparación

Con la ayuda de un cuchillo retira la base de la lechuga justo debajo del borde donde comienzan las hojas, de manera que el cogollo no pierda su forma, con mucho cuidado retira las partes maltratadas y lava por completo.

Lava el perejil, el diente de ajo, el aguacate y córtalos finamente. Reserva para utilizarlos más tarde.

Cortar los cogollos por la mitad, es decir, de forma longitudinal. Calienta una sartén o plancha antiadherente y cocina los cogollos hasta que adquieran un color dorado.

Cocina el huevo con su cáscara por 10 minutos en agua hirviendo con sal, mientras tanto corta el pan en cubos. Si gustas también puedes calentarlo en la plancha para que queden más crujientes.

En una taza pequeña mezcla el yogur, el zumo, la sal, los dientes de ajo, la pimienta y un chorrito de aceite de oliva.

Para montar sirve en el plato las rebanadas de aguacate, luego coloca encima los cogollos, el huevo cocido partido por la mitad y el pan. Esparce el aliño de yogur y el perejil. Por último, agrega un toque de pimienta.

Ensalada mediterránea en vaso

Esta ensalada contiene yogur griego, que es uno de los lácteos más saludables que encontrarás. Tiene el doble de proteínas de los yogures, nada más 6 onzas contiene entre 15 y 20 gramos de este nutriente, lo que equivale a 3 onzas de carne roja.

Por esta razón es un ingrediente popular en la comida vegetariana y en la dieta mediterránea cumple el papel de proporcionar sustancias de calidad a cada plato.

Ingredientes

- 200 gramos de hummus (comercial o casero)
- 150 gramos de yogur griego
- 1 diente de ajo
- 4 hojas de menta fresca
- 15 ml de jugo de limón
- Sal y pimienta negra al gusto
- ½ cebolla morada
- ½ pepino
- 1 tomate grande
- 50 gramos de aceitunas negras
- 60 gramos de queso feta

Preparación

Pela el ajo y con la ayuda de un mortero tritúralo hasta que forme un puré, luego lava muy bien las hojas de menta y pícalas finamente.

Mezcla el yogur con el jugo de limón, el ajo y la menta que has picado recientemente, agrega un poco de sal y pimienta. Mete esta preparación en una manga pastelera.

Por otra parte, mezcla bien el hummus y también introdúcelo en una manga pastelera.

Pela y pica la cebolla, lava el pepino, córtalo por la mitad (a lo largo) y retira las semillas, por último, córtalo en cubos pequeños. Pica el queso feta en cubos pequeños de tamaño similar al de los pepinos.

Toma dos vasos o copas grandes de vidrio y pon en el fondo una capa generosa de hummus, luego pon una capa de yogur utilizando la manga pastelera que preparaste al principio.

Coloca una capa de cebolla, luego otra de pepino, después los tomates, el queso y por último las aceitunas.

Ratatouille

La ratatouille es un estofado hecho con verduras originario de Francia. Para ser completamente nutritivo es necesario que se acompañe con alguna proteína.

Ingredientes

- 500 gramos de berenjena
- 375 gramos de calabacín
- 125 ml de aceite de oliva
- 2 cebollas blancas
- 1 pimentón rojo
- 5 dientes de ajo
- 750 gramos de tomate
- Perejil, albahaca y tomillo al gusto
- Sal y pimienta negra

Preparación

Lava muy bien todas las verduras porque no se van a retirar sus conchas. Corta la berenjena en rodajas y colócalas en una bandeja con sal durante media hora para que pierda el sabor amargo.

Mientras tanto, pica en rodajas calabacín, en tiras la cebolla, el pimentón y el ajo. Luego en una sartén antiadherente sofríe la cebolla con tres cucharadas de aceite hasta que ablande, añade el pimentón y el ajo. Cocina por 7 minutos, agrega pimienta y lleva todo a una bandeja.

En otra sartén coloca dos cucharadas de aceite y fríe las berenjenas, tomando un tiempo de 7 minutos por cada lado aproximadamente. Luego colócalas en la bandeja con las otras verduras. Repite el proceso con el calabacín.

Pela y pica en cubos los tomates, también retírales la semilla. Cocina con el resto del aceite y agrega las hierbas a fuego medio aplastandolas con un cucharón para formar una especie de salsa.

Agrega todas las verduras que se prepararon anteriormente y dales la vuelta para que se impregnen en la salsa de tomate. Cocina todo a fuego medio durante diez minutos con una tapa del tamaño de la olla.

Luego reduce el fuego al mínimo y cocina durante 20 minutos más.

Panzanella con aceitunas y anchoas

Este es un plato típico de la zona de la Toscana si bien fue originalmente un platillo preparado por la clase humilde, ahora forma parte de la dieta mediterránea porque con algunas modificaciones es bastante nutritivo.

Lo ideal es acompañar la panzanella con alguna proteína de manera que se obtenga un plato completo.

Ingredientes

- 1 rebanada de pan integral tostado
- 1 cebolla morada pequeña
- 1 diente de ajo
- 6 tomates cherry
- 5 aceitunas verdes sin hueso
- 1 tallo de apio fresco
- 4 cucharadas de piñones
- 2 cucharadas de aceite de oliva extra virgen
- 4 anchoas
- ½ cucharadita de vinagre
- 5 hojas de albahaca fresca

- Sal y pimienta al gusto

Preparación

Pela, lava y pica la cebolla y el diente de ajo. Lava el tomate y córtalos en cuartos, si ves que se desprende mucho líquido recógelo en el bowl que usarás para servir la ensalada.

Lava el apio y retira los filamentos que tiene el tallo, córtalo en trozos pequeños. Haz lo mismo con la albahaca. Escurre las anchoas y pícalas. Si te gustan los piñones tostados pásalos por un sartén con un poco de aceite.

Para montar la ensalada coloca los tomates, agrega el apio, el ajo, la cebolla, las aceitunas, el pan, las anchoas, los piñones y la albahaca. Mezcla todos los ingredientes junco con la sal, pimienta, aceite y vinagre al gusto.

Receta de atún con berenjena y tomatitos

El pescado es uno de los productos de origen animal más saludables que existen, su carne no tiene colesterol, pero contiene ácidos grasos omega 3 que ayudan a mantener una buena salud cardiovascular.

Si quieres proteína de alta calidad sin recurrir a las carnes rojas, entonces puedes sustituirlas por 3 platos con pescado a la semana.

El atún y la merluza son las especies predilectas del público porque las venden arregladas con un mínimo de espinas, además su sabor es suave en comparación con otras carnes.

Ingredientes

- 1 berenjena
- ½ cebolla
- 200 gramos de tomate cherry
- 50 ml de vino blanco

- 300 gramos de atún fresco
- 200 ml de caldo de verduras
- 2.5 ml de concentrado de guindilla
- Albahaca, sal y pimienta negra al gusto
- Aceite de oliva virgen extra en la cantidad necesaria

Preparación

Pela la cebolla y lávala junto con los tomates y la berenjena. En una sartén caliente coloca dos cucharadas de aceite y sofríe la cebolla por dos minutos, luego agrega la berenjena, un poco de sal y deja que se cocine a fuego medio por aproximadamente 10 minutos.

Luego, incorpora los tomates completos, el vino blanco y el concentrado de guindilla, cocina por unos minutos. Agrega el caldo y espera a que comience a hervir para poner una tapa del tamaño de la olla. Baja el fuego y cocina por 15 minutos.

Transcurrido este tiempo retira la tapa y remueve la mezcla, agrega el atún en trozos, vuelve a colocar la tapa y cocina hasta que el atún esté cocido por completo. Agrega un poco de sal, la pimienta y la albahaca.

Albóndigas de merluza y brócoli

Las albóndigas son un plato que le gusta a casi toda la familia y en realidad es perfecto para incorporar vegetales y carnes en los niños.

Ingredientes

- 100 gramos de brócoli
- 300 gramos de merluza
- 20 gramos de queso parmesano
- Las claras de dos huevos
- 20 gramos de pan rallado
- 10 gramos de semillas de lino

- 10 gramos de chía
- 30 gramos de salvado de avena
- 10 ml de aceite de oliva
- Sal y pimienta al gusto

Preparación

Cocina la merluza al vapor o a la plancha, luego espera a que se enfríe y con la ayuda de un tenedor desmenúzala. Separa los tallos de brócoli y cocínalos al vapor para conservar los nutrientes del vegetal.

Una vez que esté listo el brócoli córtalo muy finamente y colócalo en bowl junto con la merluza, el queso parmesano, la clara de los huevos y la sal.

En un plato hondo coloca el pan rallado, las semillas y la avena, mezcla muy bien porque después se utilizará para rebozar las albóndigas.

Con tus manos haz pequeñas bolitas con la preparación que contiene el brócoli, luego pásalas por el pan y las semillas. Colócalas en una bandeja para horno previamente engrasada y hornea durante 20 minutos a temperatura media.

Sirve en un plato junto con ensalada fresca.

Ensalada de pollo y aguacate con vinagreta de cítricos

Esta ensalada de pollo puede ser una cena completa si se acompaña con galletas saladas bajas en sodio, un par de rebanadas de pan de sándwich o un pan pita.

Ingredientes

- 1 pechuga de pollo
- 1 aguacate mediano

- 200 gramos de lechuga, espinaca, rúcula, canónigos y las hojas verdes de tu preferencia.
- ½ naranja
- ½ limón
- ½ diente de ajo
- 1 cucharadita de mostaza
- ½ cucharadita de vinagre de manzana
- 3 cucharadas de aceite de oliva
- Sal y pimienta al gusto

Preparación

Cocina el agua hirviendo con sal la pechuga de pollo, retírala cuando la carne adquiera color blanco y con la ayuda de un tenedor córtala en tiras. También podrías cocerla a la plancha dejándola dorada por ambos lados, pero no podrías aprovechar el caldo para sopas.

Corta el aguacate a la mitad, retira la semilla y córtalo en rebanadas largas. Luego exprime el jugo de limón en las frutas, añade el ajo machacado previamente, la mostaza y el vinagre. Mezcla muy bien.

Lava y escurre las hojas verdes, retira los tallos si es necesario. Colócalas en la fuente para servir la ensalada. Coloca el pollo, el aguacate y la vinagreta, un poco de sal y pimienta al gusto.

Ensalada templada de judías negras y patata

Las judías negras y las patatas son fuentes por excelencia de hidratos de carbono saludables y se deben comer con moderación para no exceder el número de calorías permitidas en el día.

Recuerda que estás en un tratamiento para el hígado graso y que la clave para que tenga éxito es comenzar a alimentarte de la manera correcta.

Ingredientes

- 1 patata grande o dos medianas
- ½ taza de judías negras
- 1 cebolla
- 1 zanahoria
- 100 gramos de tomate
- 7 hojas de lechuga fresca
- 6 trozos de mazorca de maíz tierno

Preparación

Si no compras judías en lata deberás dejarlas desde la noche anterior en remojo la noche anterior. En el momento de cocinarlas es necesario que las escurras y laves antes de ponerlas a hervir.

Una vez que estén blandas debes escurrirlas y reservar, sofríe en un sartén junto con la cebolla y el diente de ajo picado. Reserva.

Pela la patata y la zanahoria, lávalas y pícalas en pequeños cuadros, luego cocínalas en agua hirviendo hasta que estén blandas.

En un bowl pon la lechuga cortada, encima las judías, las patatas, zanahorias y tomates. Mezcla bien y acompaña con mazorcas condimentadas con aceite de oliva, sal y jugo de limón.

Burritos vegetarianos de alubias negras con arroz integral

Los burritos son una excelente opción para cenar o para un almuerzo ligero. Si no se acompañan con salsas, mayonesa y carnes rojas no tienen muchas calorías.

Ingredientes

- 4 tortillas integrales de maíz o de trigo
- 1 taza de alubias negras cocidas y escurridas
- Hojas verdes de tu preferencia y en la cantidad que gustes
- ½ taza de arroz integral cocido
- 6 cucharadas de cilantro fresco picado
- 2 cucharadas de levadura de cerveza en copos
- 100 ml de yogurt natural
- 1 cucharada de jugo de limón
- ½ aguacate pequeño
- Sal y pimienta al gusto

Preparación

Como el arroz y las alubias ya están cocidos solo queda armar los burritos, esto también hace que sea un platillo perfecto para una cena porque no hay mucha energía luego del trabajo para cocinar.

En cada tortilla coloca hojas verdes de manera que la cubran, luego pon las alubias bien escurridas, el arroz y la levadura en copos.

Pica el aguacate, retira la semilla y saca la pulpa con la ayuda de una cuchara, añade el yogur, el zumo de limón, la sal y el cilantro. Con la ayuda de un tenedor mezcla todo y haz una especie de puré.

Agrega este puré a cada burrito, enrolla y calienta en una sartén o en una plancha con apenas unas gotas de aceite para que no se peguen a la superficie.

Desayunos en la dieta mediterránea

Los desayunos en la dieta mediterránea son bastante sencillos e incluyen una merienda a la mitad de la mañana y a la mitad de la tarde, de esta manera la persona experimentará una sensación de llenura prolongada y menos ansiedad antes de su próxima comida.

A continuación, te damos algunos ejemplos de los desayunos de la dieta mediterránea más comunes:

Ejemplo 1

- 1 taza de café con leche descremada y poco azúcar
- 2 tostadas con queso de cabra para untar
- 1 manzana mediana.

Ejemplo 2

- Leche con cacao en polvo y 80 gramos de cereales integrales.

Ejemplo 3

- 1 vaso de leche
- Biscotes con mermelada de fresa baja en azúcar o endulzada con miel

Ejemplo 4

- 1 vaso de leche
- 2 rebanadas de pan integral con rodajas de tomate y un poquito de aceite de oliva.

Ejemplo 5

- 1 taza de café con leche descremada y poco azúcar
- 2 tostadas con chocolate para untar (de preferencia natural y con maní)

Ejemplo 6

- 4 galletas integrales
- 1 vaso de batido de yogur con piña.

Ejemplo 7

- 1 taza de café con leche descremada y poco azúcar
- 1 ensaimada

Meriendas

A continuación, te damos algunos ejemplos de las meriendas de media mañana y media tarde de la dieta mediterránea más común:

Ejemplo 1

- Barrita de cereales
- Zumo natural de naranja

Ejemplo 2

- Batido natural de pera o de manzana

Ejemplo 3

- Bocadillo de lechuga, tomate y queso
- Zumo natural de uvas (sin alcohol)

Ejemplo 4

- Muesli con fruta desecada

Ejemplo 6
- Variado de frutos secos, frutas desecadas y aceitunas.

Las porciones de frutos secos y cereales no deben superar los 100 gramos y los jugos deben endulzarse con muy poco azúcar. También es aconsejable ingerirlos inmediatamente después de prepararse para que con el transcurso del tiempo no pierdas minerales y antioxidantes.

Desde luego, ninguna de las recetas mencionadas anteriormente tiene alcohol.

CAPÍTULO 3. REMEDIOS CON PLANTAS MEDICINALES

Hasta el momento no existen medicamentos específicos para tratar el hígado graso porque se han estudiado otros factores que influyen en el desarrollo de la patología, como la alimentación, la ingesta de alcohol y la actividad física, sin embargo, se sabe que algunos remedios funcionan muy bien para combatirlo.

La medicina naturista cuenta con una amplia colección de recetas cuya función es depurar el hígado y disminuir los niveles de toxinas y grasa que se acumulan en este órgano, promoviendo de esta manera la salud.

En otras palabras, un hígado desintoxicado es un hígado sano y, por ende, un paciente saludable. Este es nuestro objetivo en el libro, por eso recogimos los mejores remedios naturales que te ayudarán a superar esta condición.

En las próximas páginas encontrarás diversas recetas para preparar té e infusiones, después están algunos jugos de frutas que al combinarse tienen un gran poder détox.

La idea de esta colección es ofrecerte varias opciones que puedas integrar a tu vida cotidiana como parte de una alimentación saludable, por ejemplo, los jugos pueden tomarse en las tardes para reemplazar el antojo de un refresco de cola o una merengada.

En el caso de los remedios con plantas encontrarás además de los beneficios y la preparación las contraindicaciones y posibles efectos secundarios asociados a su consumo.

Si nunca antes has tomado alguna de estas plantas presta atención a cómo te sientes luego de la primera dosis, en caso de sentir alguna molestia suspende su uso y prueba con otra receta. También te sugerimos que hagas un énfasis especial en las posibles interacciones con medicamentos.

Té verde

El té verde, al igual que el té negro, es una de las bebidas más famosas para perder peso y acelerar el metabolismo. Su fama se debe a que las hojas con que se prepara la infusión están repletas de compuestos fenólicos como la epigalocatequina, que tiene la propiedad de actuar como un antioxidante.

Esta sustancia ayuda a disminuir los niveles de colesterol LDL y triglicéridos que pueden acumularse en el hígado y propiciar la aparición de grasa en las células.

Según un interesante estudio llevado a cabo por la Universidad Ben Gurion (5), la combinación de extracto de té verde y ejercicio regular reduce de manera importante el hígado graso asociado a la obesidad, o por lo menos así sucede con los ratones.

Los investigadores a cargo tomaron a un grupo de ratones obesos y alimentados con una dieta rica en grasa y les dieron pequeñas dosis del extracto, además, los dejaban ejercitarse varias veces al día en su rueda.

Los resultados que obtuvieron con este sencillo experimento demostraron que los polifenoles presentes en el té interactúan con las enzimas digestivas que se encuentran en el intestino, impidiendo de manera parcial la descomposición de las grasas, proteínas y carbohidratos.

Estos nutrientes que no eran absorbidos se excretan naturalmente en las heces de los roedores y no parecieron sufrir de algún trastorno de malnutrición, motivo por el cual los científicos se animaron a considerar la creación de un plan específico para humanos.

Si el 75% de los ratones alimentados con extracto tuvieron una reacción positiva ante el extracto de té verde, es posible que una ingesta regular en el humano tenga esta misma respuesta.

Además, también se observó que con este régimen se reducen las enzimas ALT y AST que normalmente están en un nivel elevado cuando la persona sufre de hígado graso.

Así pues, el té verde parece un recurso adecuado para combatir el hígado graso desde casa y sin hacer una inversión muy grande de dinero. Si nunca has tenido el hábito de tomar infusiones tal vez comiences a hacerlo cuando te acostumbres a su sabor.

Ingredientes

- 250 ml de agua
- 1 cucharada de hojas de té verde o una bolsita de té comercial

Preparación

Pon el agua a calentar hasta que alcance el punto de ebullición, agrega las hojas o la bolsa de té, apaga el fuego y deja reposar por 10 minutos. Antes de servir pasa el líquido por un colador.

Se recomienda una ingesta inferior a 3 tazas diarias.

Contraindicaciones: El té verde contiene cafeína, por lo tanto, debe evitarse en personas con insomnio, gastritis, hipertensión, hipotiroidismo, ansiedad y niños menores de doce años.

Si con el consumo experimentas irritabilidad, ardor en el estómago, malestar o palpitaciones irregulares suspende las dosis.

Infusión de perejil y menta

El perejil y la menta son ramas que normalmente utilizamos en la cocina para dar sabor a distintos platillos, sin embargo, la Fundación Española de la Nutrición (FEN) explica que ambas plantas tienen increíbles propiedades medicinales.

El perejil contiene vitamina A, folatos, calcio, hierro, potasio, tiamina, flavonoides, fibra, apiol y miristicina, que son sustancias benéficas para mantener el funcionamiento adecuado del hígado, incluso si ya se encuentra afectado por la acumulación de grasa.

Por su parte, la mente tiene calcio, mentol, riboflavina, hierro, folatos, vitaminas A, C y E; se ha utilizado por años como remedio casero para aliviar el dolor de estómago y las molestias por mala digestión.

La ración que utilizamos para una ensalada o algún guiso no es suficiente para ingerir de manera significativa el perejil y algunas ramas de menta en un postre tampoco representan un gran aporte, por lo tanto, es necesario extraerlas directamente por medio de una infusión.

Ingredientes

- 5 gramos de perejil fresco
- 10 gramos de menta fresca
- 250 ml de agua
- 20 ml de jugo de limón fresco

Preparación

Lava muy bien las hojas de perejil y de menta, pique en trozos más pequeños, pero no es necesario que se igualen al tamaño que utilizas para cocinar, de esta manera se cocinarán más rápidamente sin ablandarse demasiado.

En una olla pequeña o en una tetera, caliente al igual y una vez que llegue a ebullición agrega las hierbas, retira del calor y deja reposar por 30 minutos.

Antes de servir pasa el líquido por un colador, agrega el limón y bebe inmediatamente.

Contraindicaciones: A pesar de que la menta no contiene cafeína en algunas personas puede tener un efecto energizante por lo que no se recomienda tomar en la noche, ni al final de la tarde.

Tampoco debería ingerirse en personas con hernias de hiato, reflujo gástrico, cálculos renales y acidez regular.

Infusión de diente de león

El diente de león es una planta sencilla que crece en las praderas y en cualquier sitio al que lleguen las delicadas semillas que el viento arrastra, todos en algún momento hemos visto un diente de león, pero tal vez no sospechábamos que puede ser una gran medicina natural para el hígado.

La Universidad General de Aarhus, ubicada en Dinamarca, estudió el diente de león concluyendo que podría depurar el organismo y mejorar notoriamente el funcionamiento hepático (6).

En realidad, la medicina alternativa fue la primera en poner su atención en esta pequeña planta silvestre y ya la utilizaban para eliminar las sustancias tóxicas producidas por una mala alimentación, tanto en el hígado como en los riñones.

Ambas partes apuntan a que el diente de león es saludable y beneficioso a corto y largo plazo y por esto existen diversos productos que lo contienen. Nuestra recomendación es tomarlo en infusión de manera que no se exceda la dosis diaria adecuada para el organismo y ocasione problemas.

Ingredientes

- 250 ml de agua
- 2 cucharadas de diente de león, normalmente lo venden procesado y listo para usar en tiendas naturistas.

Preparación

En una olla pequeña o tetera pon a hervir agua, agrega el diente de león, retira del fuego y deja reposar por 10 minutos. No excedas las 3 tazas diarias.

Contraindicaciones: Algunas personas tienen intolerancia al diente de león y experimentan malestar estomacal, sensibilidad al sol y alergia. En caso de que presentes estos síntomas, suspende su uso.

Infusión de cáscara de limón

Las frutas cítricas están repletas de antioxidantes, que son sustancias que combaten los radicales libres, ayudan a la expulsión de toxinas y promueven la salud de las células, por esto también dedicamos algunas recetas de cítricos en esta sección del libro.

La cáscara de algunos cítricos, como el limón también tiene antioxidantes y enzimas que pueden aprovecharse una vez que se extraen con el calor, tal y como sucede en esta infusión de cáscara de limón.

El sabor de esta infusión es un poco amargo por lo que puede endulzarse con un toque de miel de abeja y jugo de limón fresco.

Ingredientes

- 1 litro de agua mineral
- 3 limones de tamaño mediano

Preparación

En una olla o tetera pon a calentar el litro de agua, mientras tanto lava los limones y retira la concha de uno, los otros dos córtalos y exprime para obtener el zumo.

Agrega la concha del limón al agua hirviendo y cocina a fuego lento por 15 minutos, apaga el fuego y deja reposar por 15 minutos más. Sirve en un vaso y antes de beberlo agrega la miel y jugo de los dos limones.

Puedes tomar este té frío o caliente después del almuerzo o la cena, en las mañanas se recomienda tomarlo antes del desayuno, es decir, en ayunas.

Té de ajo y limón

El ajo también es un ingrediente muy común en la cocina porque da un sabor agradable pero fuerte a las carnes y ensaladas. Algunas personas saben que el ajo es también un elemento importante en la medicina natural, otras lo ignoran por completo.

Lo cierto es que este pequeño vegetal contiene azufre, que se forma gracias a una sustancia llamada alicina que se activa cuando se corta o se somete a calor. Además, de esto tiene selenio, flavonoides, oligosacáridos, arginina y antioxidantes naturales.

En la medicina natural se utiliza para tratar diversas patologías, como enfermedades respiratorias, cáncer, colesterol alto, hígado graso y problemas en el páncreas.

Gracias a las sustancias antioxidantes, el consumo regular de ajo favorece la eliminación de residuos tóxicos en el hígado e intestino, incluso se piensa que puede ayudar a eliminar metales pesados.

La infusión de ajo y limón puede resultar particularmente beneficiosa porque te ayudará a disminuir la inflamación y excretar el exceso de grasa. Para un efecto mayor se recomienda beberlo media hora antes del desayuno.

Ingredientes

- 3 dientes de ajo
- ½ taza de jugo de limón
- 3 tazas de agua
- 1 cucharada de miel

Preparación

Pon a calentar el agua y mientras alcanza el punto de ebullición pela los ajos y pártelos por la mitad. Agrega al agua cuando alcance o se aproxime a los 100 °C, deja que hierva por un minuto y apaga el fuego. Deja reposar por 10 minutos.

Antes de servir pasa el líquido por un colador, agrega el jugo de los limones y la miel. Si el sabor del ajo te resulta desagradable puedes agregar 1 cm de raíz de jengibre.

Té de alcachofa

La alcachofa es una planta muy popular en las dietas para bajar de peso porque apenas contiene calorías. En este caso nuestro interés en esta planta es que en su tejido cuenta con dos fitonutrientes con efecto hepatoprotector: la cinarina y la silimarina.

La cinarina es un antioxidante que ayuda al hígado en la producción de bilis, que es un líquido digestivo especializado en la asimilación de grasa y expulsión de toxinas, también tiene acción hipoglucemiante.

La silimarina es un flavonoide, sustancia que ayuda a la protección y correcto funcionamiento de las células del hígado y tiene un efecto antiinflamatorio.

En conclusión, la alcachofa puede resultar beneficiosa para los pacientes con hígado graso porque hace que la bilis sea menos densa, más fluida y más eficiente a la hora de asimilar las grasas, de manera que no se acumulen.

También se sabe que la alcachofa contribuye a disminuir los niveles de colesterol y aliviar los problemas digestivos, así que una persona con sobrepeso y algunos problemas de salud asociados a su condición puede beneficiarse del té de alcachofa.

Ingredientes

- 15 gramos de alcachofa seca
- ½ litro de agua hirviendo

Preparación

En una olla pequeña pon a calentar el agua, mientras tanto lava las hojas de alcachofa. Una vez que el agua alcance el punto de ebullición agrega las hojas, retira del fuego y deja reposar por 10 minutos.

Pasa el líquido por un colador antes de servir y puedes distribuirlo en tres tazas que deberás tomar 20 minutos antes de cada comida.

Té de romero

El romero es una planta con diversos fines gracias a la cantidad de sustancias naturales que posee, por ejemplo, puede utilizarse para disminuir las molestias musculares, el dolor en las articulaciones causado por la artritis reumatoidea y una infusión caliente cuando comienza el dolor de cabeza puede prevenir la migraña.

Los principios activos que se extraen por medio del calor pueden ayudar a disminuir la inflamación del hígado y los antioxidantes a eliminar la grasa y sustancias de desecho que se acumulan en este órgano. También se ha demostrado que favorece la síntesis de la bilis.

Ingredientes

- 1 litro de agua
- 2 ramas de romero.

Preparación

Calienta el agua en una tetera y olla pequeña y lava las ramas de romero con cuidado para que no se desprendan las hojas, si utilizas un colador podrás recoger aquella parte que se desprendan.

Cuando el agua comience a hervir agrega las hojas de romero, pon una tapa del tamaño de la olla y deja que se cocine por cinco minutos. Luego de este tiempo deja que repose por 15 minutos más.

La dosis recomendada son tres tazas por día.

Té de tamarindo

El tamarindo es un árbol y con este mismo nombre se conoce a su fruto, que al ser muy ácido resulta un poco desagradable al paladar por lo que normalmente se prepara en jugos muy refrescantes.

El tamarindo predomina en zonas calurosas, como los países tropicales y en estas mismas regiones se sabe que puede tener un efecto laxante y depurativo si se consume de manera adecuada.

De igual forma, el tamarindo cuenta con propiedades antiinflamatorias por lo que se recomienda que personas con artritis lo incluyan en su alimentación con una regularidad de 3 a 4 veces por semana en forma de té o de jugo.

El jugo también se recomienda en personas con cistitis, infección vaginal y al contener diversas vitaminas y minerales puede reforzar la acción del sistema inmunológico.

El té o jugo de tamarindo puede ayudar a depurar el hígado y a bajar de peso, disminuyendo al mismo tiempo los niveles de grasa en el organismo.

Té de vainas de tamarindo

Ingredientes

- 2 vainas de tamarindo (10 cm cada una aproximadamente)
- 1 litro de agua.

Preparación

Coloca en una olla el agua y cuando comience a hervir agrega las vainas de tamarindo previamente lavadas. Cocina durante diez minutos, retira del fuego y deja que se enfríe.

Puedes tomar entre 1 y dos tazas diarias. La preparación se refrigera y conserva sus propiedades hasta 3 días como máximo.

Agua de tamarindo

Ingredientes

- 1 litro de agua
- 100 gramos de tamarindo

Preparación

Mezcla los ingredientes en una licuadora hasta que se convierta en una mezcla homogénea, si tiene semillas tendrás que pasar el líquido por un colador para retirarlas.

El sabor del tamarindo es ligeramente ácido por lo que podrías agregar una cucharadita de miel para hacerlo más agradable. En preferible servir frío.

Té de hojas de tamarindo

Ingredientes

- 20 hojas frescas
- 1 litro de agua

Preparación

En una olla calienta el agua, lava las hojas y cuando el agua comience a hervir agrégalas. Deja enfriar por 20 minutos y pasa por un colador para obtener solo el líquido.

Té de boldo

El boldo es una planta propia de Chile y se utiliza con fines medicinales desde tiempos inmemorables, se da principalmente en zonas montañosas y secas, donde hay poca agua y vegetación.

Es un misterio cómo se descubrieron sus beneficios sobre la salud, pero hoy en día se sabe que contiene cerca de veinte alcaloides, entre los cuales destaca la boldina, que se encuentra solamente en esta planta.

En diversos estudios se descubrió que la boldina estimula el funcionamiento de la vesícula biliar, tanto para eliminar los cálculos como en la forma en que se metaboliza la grasa; esto tiene un gran beneficio sobre el hígado graso.

De igual forma, el boldo puede ayudar a una persona con colesterol alto a disminuir de manera importante estos niveles, por esto también resulta beneficiosa para tratar ictericia y cirrosis.

Ingredientes

- 2,5 gramos de hojas secas de boldo
- 250 ml de agua

Preparación

Hierve el agua en una tetera u olla pequeña y agrega las hojas previamente lavadas, retira del fuego y deja reposar por 15 minutos. Cuela y bebe antes de que se enfríe por completo.

No se debe tomar más de 10 gramos de hojas secas por día ni extender su consumo por más de cuatro semanas consecutivas.

Contraindicaciones: A pesar de que el boldo puede mejorar el funcionamiento de la vesicular biliar no se recomienda cuando existen obstrucciones graves, también debe ser evitado por personas con enfermedades renales.

Debido a que la planta contiene alcaloides no se recomienda para mujeres embarazadas, sobre todo durante los tres primeros meses porque podría generar un aborto o malformaciones en el gestante.

En el caso de tomar anticoagulantes es preferible probar con otro remedio natural porque el boldo puede interactuar con el medicamento aumentando el riesgo de una hemorragia.

Jugo de papaya y limón

Ya conocemos las propiedades depurativas del limón, ahora corresponde descubrir las de la papaya, o lechosa, que está repleta de dos enzimas benéficas para el hígado: la papaína y la quimopapaína.

Ambas sustancias son capaces de ayudar en la expulsión de desechos, manteniendo el órgano limpio y saludable, por esto es que en las dietas para bajar de peso se recomienda con frecuencia comer esta fruta proveniente de regiones tropicales.

Este jugo, además de ser un remedio, puede convertirse en una bebida común los días calurosos. Si se endulza con un toque de miel será tu aperitivo favorito durante el verano.

Ingredientes

- 200 gramos de papaya
- ½ limón
- 200 ml de agua fría
- 4 hojas de menta

Preparación

Lava ambas frutas, retira la cáscara de la papaya y pícala en trozos grandes. Exprime el jugo de limón, agrega la menta y mezcla ambos ingredientes en la licuadora hasta que adquiera una mezcla homogénea sin grumos.

Puedes beberlo a cualquier hora del día, pero sus efectos se acentúan cuando lo bebes por la mañana antes del desayuno por una semana.

Jugo de brócoli y pepino para desintoxicar el hígado graso

El pepino está compuesto en su mayor parte por vitaminas, minerales y agua, todas estas sustancias ayudan al cuerpo a eliminar sustancias de desecho y grasa. Por su parte, el brócoli es un alimento muy saludable con propiedades antioxidantes.

Ambos ingredientes en un jugo forman una mezcla perfecta para una buena salud digestiva.

Ingredientes

- 100 gramos de brócoli
- 1 pepino
- 1 limón
- 1 zanahoria
- 100 g de brócoli
- 500 ml de agua

Preparación

Lava y pela el pepino y la zanahoria, córtalos en trozos grandes. Lava el brócoli y exprime el jugo de limón y mezcla todos los ingredientes en la licuadora hasta obtener una mezcla homogénea y sin grumos.

Se recomienda tomar dos veces al día, por la mañana antes del desayuno y por la tarde antes de la cena por un periodo inferior a dos semanas.

Jugo de remolacha y limón para el hígado graso

La remolacha es un vegetal que para muchas personas tiene un sabor increíble, pero otras se abstienen de probarlo porque su color es demasiado llamativo en comparación con otras verduras.

Lo cierto es que la remolacha, o betabel, debe su color a un pigmento llamado betalaína que se sintetiza a partir de un aminoácido exclusivo de las plantas y microorganismos, es decir, en el cuerpo de los animales y humanos no se encuentra presente.

Esta misma sustancia que colorea los tejidos del betabel también tiene la capacidad de neutralizar toxinas y de promover en las células la expulsión de desechos por lo que el funcionamiento orgánico es mucho mejor.

Recientemente se descubrió que la betalaína también reduce las enzimas que causan inflamación por lo que podría ayudar a aliviar el hígado graso y otras molestias inflamatorias como el colon irritable.

Ingredientes

- 1 limón
- 2 remolachas pequeñas o una grande

Preparación

Lava la remolacha, retira la concha y pícala en trozos grandes. Exprime el jugo de limón y coloca ambos ingredientes en una licuadora, mezcla hasta que se forme un líquido de color morado.

Es recomendable que bebas este jugo dos veces al día, en la mañana antes del desayuno y en la tarde antes de la cena. No se debe superar los 200 ml durante 15 días.

Jugo de toronja, limón y naranja

Ya hemos visto que los cítricos tienen propiedades depurativas excepcionales y que por esto se recomiendan en pacientes con hígado graso. Esta es otra receta que puedes incluir en tu alimentación y que puede incluso sustituir las bebidas a las que estás acostumbrado.

Ingredientes

- 1 naranja
- 2 limones
- 2 toronjas

- 1 cucharadita de aceite de oliva

Preparación

Lava las frutas, retira la concha, córtalos a la mitad y quita las semillas. Mete todo en una licuadora y mezcla hasta que el líquido adquiera una consistencia homogénea. Puedes endulzar con una cucharada de miel o una cucharadita de papelón.

Toma el jugo dos veces al día por lo menos durante 15 días seguidos. Lo máximo son ocho semanas.

Jugo de limón, chía y nueces

Este es otro jugo cítrico que puede resultar más suave y es perfecto para las personas que no disfrutan del ácido de estas frutas.

Ingredientes

- 1 litro de agua
- 1 limón
- ½ vaso de semillas de chía
- 1 puñado de nueces

Preparación

En una taza pequeña o un vaso pon las semillas de chía y vas a cubrirlas con agua, déjalas reposar hasta que se forme una capa gelatinosa en la parte superior.

Agrega esta preparación a la licuadora con el agua que queda, el jugo de limón y las nueces, procesa hasta que se forme un líquido homogéneo. Pasa la mezcla por un colador, sirve y bebe 1 vaso al día (de preferencia en ayunas), el resto deberás conservarlo en la nevera.

Batido de pepino, manzana, espinacas y arándanos

La clorofila presente en las espinacas ayuda a eliminar la grasa que se acumula en el hígado, mientras que los arándanos evitan que retenga sustancias y que a causa de esto se inflame.

Si a esta combinación le agregamos un diurético natural, que es el pepino y una manzana que evita que contenga ácido málico y previene los cálculos, estamos haciendo un remedio muy potente para tratar el hígado graso.

Ingredientes

- 250 ml de agua
- 1 manzana
- 1 pepino
- 1 taza de arándanos

Preparación

Lava todas las frutas y el pepino, si gustas puedes dejar las cáscaras, pero asegúrate de que están perfectamente limpias.

Lleva todos los ingredientes al vaso de la licuadora y procesa hasta que el líquido sea una mezcla homogénea.

Haz esta preparación una vez al día, de preferencia una hora antes de desayunar durante un mes.

Jugo de remolacha con zanahoria y manzana

El betabel es un vegetal excelente para eliminar residuos del cuerpo y la zanahoria y la manzana aportan fibra, vitamina A, B y C. En otras palabras, es un remedio muy saludable y además con un buen sabor.

Ingredientes

- 250 ml de agua

- 1 remolacha
- ½ papaya
- 2 zanahorias
- 1 trozo de jengibre
- 2 manzanas
- 1 rama de apio
- 240 ml de agua

Preparación

Lava todos los ingredientes y córtalos en trozos grandes, si gustas puedes dejar la cáscara de algunos, pero luego tendrás que colarlo para que no se sientan grumos en el momento de beberlo.

Licua todo y sirve inmediatamente. Se recomienda un vaso en ayunas y otro en la tarde por dos semanas, durante un mes.

Jugo verde para limpiar el hígado graso

Los jugos verdes adquirieron fama hace algunos años porque son muy efectivos para depurar al organismo de grasa en general y con eso se contribuye a una buena salud de nuestros órganos.

Ingredientes

- 500 ml de agua
- 2 tallos de apio
- 1 rama de perejil
- 1 manzana verde
- 1 alcachofa

Preparación

Lava todos los ingredientes, retira la concha de la manzana y desmenuza la alcachofa para que sea más sencillo de licuar. Coloca todo en el vaso de la licuadora, agrega el agua y proceso.

Estos jugos deben tomarse dos veces al día, una hora antes de desayunar y una hora antes de la cena.

Batido de apio, limón y perejil

Los batidos verdes son ricos en antioxidantes y es una buena idea tomarlos ocasionalmente, aunque no padezcas de hígado graso.

Ingredientes

- 1 ½ litro de agua
- 5 tallos de apio
- 3 limones
- 45 gramos de perejil

Preparación

Lava todos los ingredientes y luego debes licuarlos hasta que se forme un líquido verde homogéneo. Toma esta preparación dos veces al día, la primera antes del desayuno y luego antes de cenar.

Batido verde veraniego

Esta receta de jugo verde es un poco más dulce porque incluye mango y banana, lo que hacen que sea más agradable al paladar.

Ingredientes

- 750 ml de agua
- 5 hojas de lechuga
- 1 mango maduro
- 2 plátanos

Preparación

Lava muy bien la lechuga y retira la cáscara de las frutas, pica todo en trozos grandes y licua junto con el agua. Sirve y bebe inmediatamente.

Puedes tomarla dos veces al día por una semana.

CAPÍTULO 4. SUPLEMENTOS VITAMÍNICOS

Nuestro hígado es capaz de realizar más de 500 funciones sin alterar su estabilidad en lo más mínimo, pero al igual que sucede con otros órganos del cuerpo necesita de las sustancias adecuadas para mantenerse en un estado óptimo y trabajar de manera eficiente.

En particular, los hepatocitos, que son la unidad anatomo-funcional del hígado, se benefician de la vitamina B1, B12 y B6, que se conocen también como tiamina, cianocobalamina y piridoxina.

Estas tres sustancias son imprescindibles para su correcto funcionamiento y para que lleven a cabo su función depurativa, evitando de esta manera la acumulación de grasa y de toxinas que dañan al órgano y al cuerpo en general.

Normalmente cuando un paciente ha sufrido de una intoxicación etílica, es decir, ha bebido más de la cuenta, se le recomienda que tome por cierto tiempo estas vitaminas.

También es frecuente en pacientes con enfermedades crónicas y tratamientos extensos en los que se utilizan medicamentos metabolizados en el hígado, por ejemplo, el metotrexato.

Se podría llegar a pensar que, si hay daño en el hígado, lo ideal es suministrar suplementos que ayuden a mejorar su condición y, de hecho, es una propuesta acertada, pero decidir cuál es la mejor opción no es tan sencillo como parece.

Antes de que un doctor recete vitaminas o un suplemento de minerales debe evaluar previamente al paciente para determinar si realmente tienen una necesidad, pues el cuerpo funciona mediante un delicado equilibrio de sustancias y si se altera resulta muy perjudicial.

En otras palabras, si tomas 100 cápsulas de vitamina C, pero tu cuerpo no las necesitaba no solo habrás perdido una cantidad considerable de dinero, sino que estás consumiendo sustancias que no necesitas y que algún efecto tiene en tu cuerpo.

La toxicidad de los complementos dietéticos

La gran mayoría de complementos o suplementos dietéticos son de venta libre, pero esto no quiere decir que sean siempre beneficiosos y que no representen ningún riesgo para la salud. Depende del uso que se les dé el resultado que podría esperar el paciente.

Existen miles de sustancias perjudiciales para un hígado sano y enfermo, entre ellas medicamentos con o sin receta, suplementos, drogas ilegales e incluso remedios, por esto es importante consultar con un doctor antes de comenzar con la ingesta de cualquier nuevo producto.

Además de esto, factores como beber alcohol, fumar, comer ciertos alimentos y algunas medicinas pueden influenciar en cómo el cuerpo metaboliza los suplementos.

En algunos casos la interacción entre los medicamentos recetados, los no recetados, el alcohol y los alimentos crean una combinación que resulta en sustancias tóxicas que al cabo de cierto tiempo comienzan a hacer daño.

El Centro para el Control y la Prevención de la Enfermedad explica que cuando tomas un medicamento vía oral, éste se transporta por medio del torrente sanguíneo desde el intestino al hígado y aquí se metaboliza creando sustancias activas y metabolitos.

Naturalmente, algunos de estos metabolitos son sustancias tóxicas que se descartan por las heces u orina gracias a la acción de las enzimas hepáticas. Este es el mecanismo mediante el cual el cuerpo lidia con un tratamiento médico.

Cuando se consume una planta, alimento u otro fármaco que hace más lenta la metabolización de la sustancia es cuando aparece la intoxicación.

El jugo de uva, frambuesa, mora y pomelo, por ejemplo, interactúan de forma negativa con algunos medicamentos, por lo que al tomarse de manera simultánea inhiben la actividad de las enzimas hepáticas y no se pueden eliminar los metabolitos.

El paracetamol, que es un medicamento ampliamente recetado y de venta libre en la mayoría de países, tiene un impacto muy fuerte en el hígado y al combinarse con alcohol puede causar daño hepático crónico y efectos secundarios como esteatosis, reacciones autoinmunes y reacciones alérgicas.

Sucede de manera similar con algunos suplementos dietéticos, según explica el Comité de Seguridad de Medicamentos de Uso Humano tras revisar casos de intoxicación en Francia y España por intoxicación con té verde.

Muchas personas que habían consumido un producto adelgazante conocido como EXOLISE, presentaron reacciones hepáticas importantes al consumirlo sin la supervisión de un profesional por lo que se prohibió su venta en el mercado.

Consumo de vitaminas en exceso puede afectar el hígado y los riñones

Las vitaminas son sustancias indispensables para el funcionamiento de las células. Siempre se recomienda una dieta balanceada y rica en frutas y verduras para que nuestro cuerpo no sufra de una deficiencia.

Si no consumes alimentos de calidad en cantidad suficiente es posible que tu cuerpo comience a dar señales de que falta un nutriente, pero es difícil que por medio de la comida excedas las dosis diarias recomendadas, esto solo ocurre cuando se toman suplementos de manera indiscriminada.

Las vitaminas también pueden resultar tóxicas cuando se toman sin control y en dosis muy altas. Lo triste de la situación es que la mayoría de pacientes que se han intoxicado con suplementos realmente no los necesitaban.

El Instituto Mexicano del Seguro Social (IMSS) explica que cerca del 99% de la población de este país no necesita ningún tipo de medicación para obtener vitaminas porque cubren sus requerimientos diarios por medio de su dieta.

Los efectos nocivos de consumir vitamina A, B, C, D y E en exceso son daño hepático, descamación de la piel, gastritis, vómito, náuseas y caída de las uñas, además, la vitamina C puede incrementar el riesgo de padecer cáncer.

Tener demasiada vitamina D puede favorecer la calcificación de los riñones, el debilitamiento muscular y del corazón, así que tampoco debe consumirse en exceso a menos que se recete por una patología específica.

Si llevas una dieta balanceada con frutas, verduras y legumbres en variedad es poco probable que requieras de algún suplemento alimenticio. Tu doctor debe asesorarte e indicar en cada caso lo que amerites.

Se ha demostrado científicamente que algunas vitaminas y ciertas sustancias pueden prevenir la aparición del hígado graso o mejorar esta condición si ya está presente, aun así, antes de comenzar con cualquier tratamiento siempre debes tener la aprobación de un médico profesional.

Vitaminas que pueden prevenir el hígado graso

En un estudio publicado en la revista Digestive and Liver Disease(7) se analizó la relación que existe entre la ingesta de vitamina C y E y la aparición del hígado graso no alcohólico, concluyendo que podría no ser tan beneficioso.

En total participaron 789 personas adultas de Israel, con edades comprendidas entre los 40 y 70 años de edad. El 38.7% de estas personas habían sido diagnosticadas con hígado graso mientras que el resto eran saludables. Todos ellos respondieron una encuesta donde debían indicar los alimentos que consumían.

Los investigadores calcularon el contenido de vitamina en cada comida indicada por los participantes para luego compararla con una dosis más elevada.

Los resultados indican que si a la ingesta habitual de los israelí, se le agregan 15 miligramos de vitamina E y 180 miligramos de vitamina C se disminuye en un 30% la probabilidad de padecer hígado graso.

A pesar de este resultado positivo las investigadoras a cargo explican que un aumento exagerado de ambas vitaminas irremediablemente tiene efectos secundarios y que la recomendación era mantener una alimentación saludable para evitar que aparezca el problema.

Estas vitaminas se encuentran en nueces, vegetales de hoja verde, repollo, tomate, pimentón rojo, frutas cítricas, melón y frutilla, que son ingredientes que podemos incluir en nuestra dieta sin hacer grandes esfuerzos.

En otras palabras, está en nuestras manos la decisión de prevenir una enfermedad por medio de una dieta balanceada.

Algunas preparaciones beneficiosas

Cardo mariano o lechoso

El cardo mariano, también conocido como lechoso, es una planta con grandes hojas cubiertas de espinas y venas de color blanquecino que le dan este nombre característico.

Su lugar de origen son las tierras mediterráneas y varias regiones de Europa, como el sur de Rusia, Asia Menor y hasta cierto punto, el norte de África. También crece en algunos países suramericanos y hacia el sur de Australia.

En pocas palabras, está ampliamente extendido en el mundo y no por ser un ornamento sino por sus propiedades medicinales que se utilizan desde tiempos inmemorables por diversas culturas.

El cardo mariano posee un componente activo llamado silimarina, que se extrae a partir de las semillas y tiene propiedades nutricionales importantes para la salud hepática y vesicular. Se piensa que incluso podría ayudar a mejorar la cirrosis y otros trastornos graves.

Normalmente el cardo mariano se vende en forma de cápsulas o comprimidos, pero también es posible encontrar en tiendas naturistas extracto líquido y tintura, esta última forma no se recomienda para personas con cirrosis por su alta concentración.

Contraindicaciones: En términos generales, el cardo mariano es seguro siempre y cuando se tome en las dosis recomendadas en la etiqueta del producto.

En dosis altas podría causar dolor de cabeza, diarrea, náuseas, vómito, estreñimiento y distensión abdominal. Estos mismos síntomas podrían experimentarse en caso de reacción alérgica luego de las primeras veces que se ingiere.

Los pacientes con diabetes deben prestar especial atención a su nivel de glucosa en sangre ya que podrían descender drásticamente. De igual forma, se desaconseja en mujeres con cáncer, endometriosis y fibromas uterinos porque el cardo mariano podría afectar los niveles de estrógeno.

Por otra parte, el consumo del cardo debe evitarse completamente si se consume alguno de estos medicamentos:

Simeprevir: Se utiliza para tratar la hepatitis C, pero en combinación con el suplemento podría aumentar sus niveles en el plasma sanguíneo.

Sustratos del citocromo: Los sustratos son los encargados de metabolizar las sustancias de desecho en el hígado y cuando interactúan con el cardo mariano con menos capaces de asimilar medicamentos como diazepam (Valium) y warfarina (Jantoven), aumentando su toxicidad.

Raloxifeno (Evista): Normalmente se utiliza para la osteoporosis y se metaboliza en el hígado por lo que al tomarse en conjunto con el suplemento no se metaboliza de manera correcta y aumenta los niveles del medicamento en el torrente sanguíneo.

Sirolimus (Rapamune™): Es un inmunosupresor que puede metabolizarse de manera incorrecta gracias a las dosis de cardo mariano.

Selenio

El selenio es un mineral imprescindible para el buen funcionamiento del cuerpo humano. Está implicado en los procesos del aparato reproductor masculino y femenino, en la función de la glándula tiroidea, en la protección de las células y la producción del ADN.

Está presente en alimentos como trigo integral, atún, arroz integral, nueces de Brasil, pavo, sardinas, pollo, huevos y productos lácteos. La dosis diaria recomendada para adultos entre 19 y 70 años es de 55 mcg y puede alcanzarse fácilmente mediante la dieta.

Lo interesante de este mineral como suplemento es que una investigación reciente (8) descubrió que puede ser útil para tratar en hígado graso en si etapa temprana, es decir, cuando comienzan a aparecer los primeros depósitos de grasa que dan lugar a la patología.

En la investigación se utilizaron suplementos de selenio y zinc en ratas de laboratorio enfermas de esteatosis que siguieron el tratamiento alrededor de 20 semanas.

Los resultados indican que aquellos animales con una dieta alta en grasas, con una progresión de la enfermedad mostraron niveles considerablemente más bajos de grasa, triglicéridos y colesterol al finalizar la semana 20.

Otro estudio que también utilizó ratas como objeto de estudio demuestra que la suplementación con selenio de sodio es capaz de restablecer la actividad antioxidante y redujo los marcadores de bilirrubina y ALT en animales con cirrosis.

Contraindicaciones: El consumo elevado de suplementos de selenio puede producir vómito, dolor abdominal y diarrea.

Además, la exposición crónica a la sustancia puede generar una enfermedad llamada "selenosis", donde la personas afectada pierde el cabello, se le caen las uñas y presenta alteraciones neurológicas como adormecimiento y sensaciones extrañas en las extremidades.

Vinagre de sidra de manzana

El vinagre de sidra de manzana, que también suele llamarse vinagre de manzana o de sidra, se obtiene por medio de la fermentación de los azúcares de esta fruta mediante un proceso industrial.

Básicamente, es producto del metabolismo de algunas levaduras y bacterias que se alimentan de la fructosa y la convierten en alcohol, luego entran en juego otras bacterias que convierten el alcohol en ácido acético y dan ese sabor amargo característico del líquido.

Al igual que diversos productos provenientes de la fermentación, la sidra de manzana es rica en minerales como magnesio, calcio, potasio y fósforo, además, contienen vitamina A, E, C, B1, B2 y B6, bioflavonoides y pectina, una sustancia que ayuda a expulsar las toxinas del cuerpo.

Un estudio llevado a cabo en el año 2015 (9),demuestra que en roedores es posible revertir el hígado graso con sidra de manzana cuando la enfermedad se encuentra en sus fases tempranas.

Los investigadores a cargo de la investigación explican qué las ratas alimentadas con sidra de manzana por un período de 22 semanas, mostraron mejoras en el metabolismo de los lípidos, además de niveles más bajos de triglicéridos, colesterol, enzimas hepáticas y glucosa.

En otro estudio en que también se utilizaron roedores para la experimentación,estos animales presentaron los mismos efectos que los del primer estudio, pero recibieron suplementación por alrededor de 28 semanas. En esta ocasión los científicos atribuyeron al vinagre propiedades antiinflamatorias provenientes de los antioxidantes.

Contraindicaciones: Siempre que se tome con moderación el vinagre de manzana es totalmente seguro, sin embargo, cada dosis debe prepararse diluida en agua porque se trata de una sustancia ácida que podría ocasionar molestias estomacales.

Para cada dosis es recomendable agregar una cucharada de vinagre a un vaso de agua.

Debe evitarse en personas con problemas renales o gastritis, también podría dañar el esmalte dental por lo que deberás esperar al menos 30 minutos luego de ingerirlo para cepillar tus dientes.

N-acetil-cisteína (NAC)

El NAC es un suplemento comercial ampliamente utilizado para eliminar del organismo las sustancias tóxicas. Esta sustancia es un precursor de la L-cisteína, la cual tiene la capacidad de elevar la producción de glutatión en el cuerpo.

En una investigación llevada a cabo recientemente (11) se descubrió que el glutatión ayuda al cuerpo a recuperarse de los daños hepáticos inducidos por el estrés oxidativo de las enfermedades ocasionadas por la ingesta elevada de alcohol.

A partir de entonces se considera que el N-acetil-cisteína es un antioxidante en sí mismo porque a través del glutatión puede disminuir los procesos oxidativos en las células.

Por otra parte, en un estudio publicado en el año 2018, en el National Library of Medicine (12) se analizó el NAC y su efecto sobre la salud del hígado saludable. Los resultados del estudio muestran que la sustancia tiene la capacidad de disminuir significativamente los niveles de productos de desecho hepáticos como los ácidos biliares y la bilirrubina, los cuales conducen al daño hepático.

Ese mismo año el NAC se utilizó para tratar personas con trastorno por consumo de alcohol que ya eran víctimas de la enfermedad hepática, luego de algún tiempo siguiendo su régimen estas personas mostraron un hígado más saludable, por lo que se concluyó que el estrés oxidativo desempeña un papel muy importante desarrollo de enfermedades hepáticas.

Actualmente la N-acetil-cisteína se vende con prescripción médica y no es un fármaco muy abundante debido a que se están haciendo pruebas con él para determinar si es un aliado contra el covid-19.

Si te interesa como medicamento para tratar el hígado graso es necesario que consultes previamente con tu doctor si es una opción viable dada tu condición de salud.

Curcumina

La curcumina es una colorante natural que se consigue en el tejido de la cúrcuma, es decir, está presente en esa especie tan popular que da un toque amarillo a las preparaciones y agradable sabor a la comida.

Originalmente la cúrcuma proviene de la India, pero actualmente está en todas partes del mundo y desde la antigüedad se ha utilizado como medicina natural para el tratamiento de molestias estomacales y problemas digestivos.

La curcumina, que puede aislarse de la cúrcuma y conseguirse como un suplemento en forma de cápsulas, es un poderoso antioxidante con propiedades antiinflamatorias, de hecho, siempre se recomienda la cúrcuma en personas con artritis para aliviar las dolencias ocasionadas por la patología.

Según los datos recogidos en una investigación publicada en el National Library of Medicine (13), la curcumina tiene la capacidad de proteger el hígado contra la acción de los radicales libres, por lo que las células se mantienen saludables y jóvenes por mucho más tiempo.

Previamente se había demostrado que una dosis de 1000 gramos al día de curcumina puede reducir los niveles de enzimas hepáticas luego de ocho semanas de tratamiento y como ya hemos visto anteriormente, estas sustancias están presentes cuando hay daño en el órgano.

¿Cómo tomar la curcumina?

La curcumina se puede encontrar como suplemento en cápsulas de consumo oral pero también puede obtenerse mediante el consumo directo de la raíz, que es más seguro ya que difícilmente se podría obtener una sobredosis.

Existen múltiples recetas donde se podría incluir la cúrcuma, incluso en infusiones y té frío que pueden tomarse a primera hora de la mañana, antes de la primera comida del día.

Contraindicaciones: Una de las reacciones adversas más comunes de la cúrcuma y la curcumina son el malestar estomacal, la persona experimenta dolor, pesadez o inflamación luego de que la consume.

Cuando se consume en exceso puede hacer menos densa la sangre, aún no se determina el porqué de esta reacción, pero se ha observado en numerosos pacientes que la toman más de la cuenta.

De igual forma, está contraindicada en mujeres embarazadas porque puede estimular las contracciones del parto y hacer que el niño nazca de manera prematura, desde luego, esta es una situación nada favorable para la madre y el bebé.

Berberina

La berberina no es una planta, como la mayoría de personas piensa equivocadamente, en realidad se trata de una sustancia química presente en muchas plantas, por ejemplo, sello de oro, celidonia mayor, uva de Oregón, bérbero europeo y árbol de cúrcuma.

Normalmente se utiliza la berberina para tratar la diabetes, la presión alta y los niveles elevados de colesterol en la sangre, así que también se recomienda a algunos pacientes para el hígado graso.

Otros usos de la berberina están vinculados con la curación de quemadura y aftas, aún no se sabe qué propiedades ayudan en la evolución de estos pacientes, pero ha mostrado muy buenos resultados.

Un grupo de científicos decidieron estudiar más a fondo el efecto de la berberina en los pacientes con hígado graso no alcohólico, así que tomaron a 184 participantes y los incluyeron en un programa de ejercicio, alimentación y suplementación con medicamentos sensibilizadores de insulina y berberina.

El primer grupo solo cumplió con el régimen alimenticio y el ejercicio, el segundo con estos dos factores, pero además tomó los medicamentos para la insulina y el tercero hizo ejercicio, cambió su alimentación y tomó un suplemento de berberina.

Los resultados fueron interesantes porque el último grupo, que tomó cerca de 500 mg del suplemento, tres veces al día, tuvo una reducción de 52% en la grasa acumulada en el hígado, mientras que los otros dos grupos no experimentaron una mejoría tan acentuada.

Los investigadores concluyeron que es posible que la berberina sea un suplemento adecuado para los pacientes con hígado graso, sin embargo, indican que aún hace falta más investigación.

Contraindicaciones: La Food and Drug Administration de Estados Unidos (FDA) considera que la berberina es una sustancia segura siempre y cuando no se exceda la dosis recomendada en la etiqueta.

Ácidos grasos Omega 3
Los ácidos grasos omega 3 provienen principalmente de los pescados grasos, es decir, las sardinas, arenque, salmón y macarela. A esta sustancia se le atribuye un efecto importante en la reducción de colesterol y grasa en el

organismo, además de un efecto protector contra enfermedades coronarias.

Normalmente se le recomienda un suplemento de ácidos grasos a las personas mayores de 45 años con un riesgo considerable de padecer enfermedades coronarias, sin embargo, también puede resultar benéfico en niños, según demostró un estudio reciente (14).

Se analizó la respuesta de 51 niños con sobrepeso e hígado graso diagnosticado cuando se les incorporó en un programa de alimentación saludable, ejercicio y suplementación con ácidos grasos en un grupo, el otro no tomó ningún medicamento.

Los niños que tomaron omega 3 experimentaron una reducción del 53% se degrada en el hígado, en comparación con el que no lo tomó, cuyo descenso fue solo de 22%. Además, el primer grupo también perdió grasa alrededor del corazón y en la región del abdomen.

Los resultados son similares en un estudio realizado en cuarenta adultos diagnosticados con hígado graso no alcohólico, donde 50% de las personas que cambiaron su dieta y tomaron suplemento de omega 3 vieron que la grasa disminuyó en un 50%, mientras que un 33% se deshizo por completo de su condición y recuperaron la salud de este órgano.

Para este estudio se utilizó de 500 a 1000 mg de omega 3 en niños y entre 2-4 gramos en adultos, que son dosis que se pueden obtener de los productos comerciales encontrados en tiendas naturistas y farmacias.

Los investigadores señalan que los mismos beneficios se podrían obtener si se consume varias veces a la semana pescados ricos en ácidos grasos y que este cambio en la alimentación debe de ir acompañado de una rutina de ejercicios.

Contraindicaciones: La suplementación de ácidos grasos omega 3 podría ocasionar dolor abdominal, náuseas, vómito, dolor de cabeza, acidez estomacal, diarrea, estreñimiento, dolor en las articulaciones y eructos.

Manejo dietético y suplementación con aminoácidos de cadena ramificada en cirrosis hepática

Una de las muchas dificultades a las que se enfrentan los pacientes con cirrosis hepática es la desnutrición, su cuerpo no cuenta con la misma capacidad de procesar los alimentos así que los requerimientos de vitaminas y minerales se ven insatisfechos.

A raíz de esta escasez de nutrientes el paciente también pierde masa muscular y se siente agotado la mayor parte del tiempo, incluso si no realiza mayores esfuerzos y pasa la mayor parte del día en reposo o haciendo actividades tranquilas. Desde luego, este es el punto de partida para complicaciones más serias.

Las personas con cirrosis hepática deben contar con un tratamiento nutricional dirigido a proveer un consumo adecuado de energía y nutrientes, de hecho, la ESPEN recomienda un aporte calórico de 30-40 kcal/kg/día, en el cual los hidratos de carbono proveen del 45-60% del aporte energético diario, y las proteínas aporten de 1.0-1.5g/kg/día, el resto del gasto energético total debe ser cubierto por lípidos.

Según una investigación publicada en la Revista de Gastroenterología de México (15), los aminoácidos de cadena ramificada son un aliado perfecto para combatir la nutrición, pero además de esto también actúan como un coadyuvante en algunas complicaciones hepáticas.

En otras palabras, existe cierto optimismo en torno a que estos aminoácidos podrían influir positivamente en el pronóstico de la enfermedad y en la calidad de vida del paciente, aun cuando han aparecido ciertas complicaciones o se encuentra en un estadio avanzado.

Signos que indican que tu cuerpo necesita vitaminas

El cuerpo envía señales físicas que indican una necesidad, por ejemplo, cuando los niveles de energía son bajos sentimos hambre, que no es más que una petición del organismo de que nos sentemos a comer algo nutritivo.

De igual forma, cuando estamos al borde de la deshidratación experimentamos sed, indicándonos que necesitamos tomar un poco de agua o en su defecto, líquido que nos refresque.

El cuerpo también envía señales cuando necesita de vitaminas y minerales, pero estas son más sutiles y normalmente pasan desapercibidas. A continuación, te indicamos algunos síntomas que indican deficiencia y te ayudarán a decir si realmente necesita o no de un suplemento.

- Grietas en labios y comisuras de la boca: Indica que hace falta hierro, zinc y vitaminas B6, la B9 o la B12.
- Erupciones cutáneas y cutis irritado: Si la piel de tu rostro de irrita sin razón aparente es posible que tu cuerpo no almacene correctamente las vitaminas del grupo B.
- Calambres musculares en los pies y pantorrillas: Si no practicas actividad física demandante y experimentas calambres es probable que se deba a una carencia de potasio, calcio y magnesio, que son minerales implicados en la contracción y relajación muscular.
- Anemia y debilidad: La anemia se manifiesta cuando hay un nivel bajo de vitamina K, aunque también podría deberse a medicamentos y ciertas condiciones de salud.
- Caspa y descamación: Cuando la caspa no se debe a hongos y deshidratación pueden ser síntoma de ausencia de vitamina B2 y B6, zinc, magnesio y biotina.
- Manchas blancas y acné: El acné que no es producto de descontroles hormonales puede deberse a falta de vitamina A.
- Hormigueo en manos o pies: Se debe a una carencia de vitamina B9, B6 y B12. También podría relacionarse con problemas en los nervios periféricos pudiendo ocasionar depresión y desequilibrios hormonales.

- Uñas blandas y quebradizas: También puede presentarse junto con caída del cabello y problemas de la piel, en estos casos debe aumentarse el consumo de vitamina A y C.
- Halitosis: Se asocia con falta de vitamina B6, el zinc, o el magnesio, pero también podría deberse a problemas estomacales como reflujo gástrico.

- Sensibilidad a la luz: Podría tratarse a la falta de vitamina A y vitamina B2, pero si el problema es muy acentuado podría tratarse de una patología más grave, por lo que se debe acudir al doctor si la molestia persiste.

CAPÍTULO 5. MEJORES RUTINAS DE EJERCICIOS

La esteatosis hepática, es decir, el hígado graso no alcohólico, es generalmente una enfermedad benigna, puede controlarse al punto de que el paciente no verá su vida en riesgo y si sigue el plan de tratamiento adecuado pronto recobrará la salud si el menor de los percances.

El hígado graso alcohólico también puede curarse siempre y cuando se suspenda el consumo de bebidas alcohólicas, pues recordemos que esta es una etapa temprana de complicaciones mayores como la hepatitis y posteriormente la cirrosis.

En ambos casos, la enfermedad es prevenible por medio de la alimentación, control en la ingesta de alcohol y una buena rutina de ejercicio, incluso cuando la enfermedad se encuentra en etapas más avanzadas un paciente puede experimentar una mejoría considerable si comienza con un estilo de vida más activo.

La actividad física no solo te ayudará a disminuir los triglicéridos y el colesterol en la sangre, que favorecen la aparición de la enfermedad hepática, sino que también te mantendrá a salvo de otras patologías como la obesidad, diabetes tipo 2, síndrome metabólico, infartos e incluso algunos trastornos como depresión y ansiedad.

Así pues, está de más recalcar que la práctica regular de ejercicio es la clave para mantenerte sano. En realidad, los humanos y la mayoría de seres vivientes estamos predispuestos a movernos constantemente pero nuestro estilo de vida nos empuja a pasar más horas enfrente de pantallas y menos tiempo al aire libre moviéndonos.

El deporte y la cirrosis hepática

Existe una gran controversia en si una persona con una enfermedad hepática debe o no realizar actividad física y de ser positiva la respuesta ¿Cuánto es lo indicado y qué tipo de actividad?

Lo cierto es que algunos doctores no recomiendan a sus pacientes el ejercicio, otros en cambio consideran que es una buena forma de combatir la afección. Algunos pacientes indican sentirse mejor luego del entrenamiento, otros no se animan ni siquiera a ponerse la ropa deportiva.

Para tratar de resolver esta duda con bases sólidas se llevó a cabo un estudio publicado en la revista Journal of Hepatology (16), donde se les pidió a los pacientes con cirrosis hepática comenzar a hacer un poco de ejercicio.

Normalmente, el 76% de las actividades que realiza un paciente cirrótico son sedentarias, es decir, solo implica que esté sentado por varias horas, así que comenzar con un plan de ejercicios representa un verdadero desafío.

Al fin del estudio, aquellos pacientes que comenzaron con la práctica de algún deporte mejoraron su estado físico en general y experimentaron un aumento de masa muscular, un factor muy importante para prevenir la descompensación clínica que conlleva la enfermedad.

En general, se recomienda para estos casos un mínimo de tres horas de actividad física en la semana con ejercicios de bajo impacto como aeróbicos para principiantes o caminata.

De esta manera no se somete al cuerpo a más estrés del que ya está atravesando, pero se le ayuda a sobrellevar la condición.

Músculo, peso y grasa corporal

Es muy probable que a un paciente con hígado graso alcohólico o no alcohólico se le recomiende comenzar un programa de ejercicio y aumentar su tono muscular para que elimine la grasa que tiene en exceso.

Aquí puede comenzar una gran duda cuando el paciente comience a comer saludable, hacer ejercicio y note que no está perdiendo peso. En este punto la mayoría se desmotiva, piensa que ser saludable es muy difícil y pronto abandona su plan de ejercicio.

El peso es un indicador de nuestro estado físico, pero no es definitivo ni el único indicador de salud, si tienes un buen tono muscular no serás una persona "liviana", en realidad, podrías tener el mismo peso de antes de que comenzaras, pero la diferencia es que el porcentaje de grasa es menor.

En el mundo del fitness a veces se escucha decir que un kilo de músculo pesa menos que un kilo de grasa y esto no es cierto, ambos pesan exactamente lo mismo solo que ocupan un volumen diferente.

Los músculos son aproximadamente 20% más densos que la grasa, es decir, un brazo musculoso es más delgado que un brazo lleno de grasa.

Es por esto que se debe llevar un seguimiento profesional de los avances del paciente, para determinar si está disminuyendo sus niveles de grasa a pesar de que no está bajando de peso.

Tener un tono muscular adecuado, ni demasiado voluminoso ni demasiado escaso, tiene muchas ventajas sobre el organismo, por ejemplo:

- Mejora la postura
- Mejora el equilibrio y la capacidad de movimiento
- Protege las articulaciones
- Reduce el riesgo de lesiones y fracturas
- Aumenta la energía

El músculo y la eficiencia metabólica

El músculo es más denso que la grasa y más funcional para el organismo, protege a los huesos y articulaciones de lesiones, brinda soporte e incluso mejora la forma en que se obtiene energía.

Cuando se aumenta la masa muscular el metabolismo basal también se incrementa, es decir, la velocidad con la que el cuerpo puede quemar calorías estando en reposo es mayor.

Así pues, una persona con un buen tono muscular construido quema por minuto más calorías que una persona con obesidad, aun si ambos están sentados en el mismo sillón, mirando las redes sociales en sus teléfonos inteligentes y bajo las mismas condiciones climáticas.

Este hecho no implica que alguien que levante pesas y corra 4 veces a la semana puede descuidar su alimentación y beber alcohol de la manera que le plazca, para la construcción de un músculo el cuerpo también requiere de aminoácidos, energía y minerales que provienen de una alimentación balanceada.

Mejorar la sensibilidad a la insulina y el consiguiente control de glucosa en sangre

Medio kilo de grasa representa 3.500 calorías almacenadas que el cuerpo no utilizó, por ende, para deshacernos de esa grasa debes quemar 3.500 haciendo ejercicio o bailando.

Cuando comes tú cuerpo comienza a descomponer los alimentos para sintetizar otra sustancia aprovechable por los órganos, tales como prótidos, lípidos y glúcidos. Estos últimos, que provienen de los carbohidratos, se descomponen en glucosa que viaja por el torrente sanguíneo para que se use como fuente de energía.

Una parte de esa glucosa la utilizan las células de los órganos para llevar a cabo sus funciones, otra parte queda disponible para ser empleada en las situaciones demandantes, si no llega la ocasión, entonces quedarán en el torrente sanguíneo y se almacenará.

El páncreas comenzará a segregar una hormona llamada insulina, mediante la cual las células comienzan a convertir la glucosa en grasa. Los primeros en llevar a cabo esta tarea son los hepatocitos, luego las células musculares y por último las células del tejido adiposo.

Cuando las células hepáticas y musculares ya no pueden almacenar más grasa comienzan a resistirse al efecto de la insulina y el páncreas aumenta la producción de la hormona pues la glucosa de la sangre debe ser retirada de una manera u otra.

Si se reduce drásticamente la ingesta de carbohidratos para limitar la producción de grasa, entonces el organismo no contará con suficiente insulina para aprovechar los nutrientes, haciendo que te sientas débil y sin energía.

Lo más sensato es mantener estable el nivel de glucosa por medio de una alimentación apropiada, esto también mejora la absorción de proteínas haciendo músculos más grandes y potentes.

¿Es posible aumentar masa muscular y perder grasa al mismo tiempo?

Entonces, la clave para combatir el hígado graso y evitar diversas patologías es aumentar el tono muscular y el índice de grasa corporal, pero ¿El cuerpo puede hacer las dos cosas al mismo tiempo?

Si te detienes a pensar por algunos segundos las personas que caminan, corren y hacen ejercicio cardiovascular en general están buscando perder peso y practican actividades distintas a las personas que levantan pesas en el gimnasio.

Esto te da una pista de qué ejercicios distintos cumplen fines distintos y que el cuerpo da prioridad a una sola cosa: haces ejercicio y eliminas grasa o creas un tono muscular.

Si haces ejercicio como correr o Pilates, tu cuerpo fortalecerá tu sistema óseo, músculos y eliminará la grasa de más, pero no trabajará para crear un tono muscular más voluminoso porque estas exigencias se corresponden con procesos fisiológicos diferentes.

Perder peso es un proceso catabólico mientras que construir músculo y aumentar su tamaño es un proceso anabólico, en otras palabras, en una se degradan nutrientes mientras que otros se sintetizan.

Visto de otra manera, para aumentar el tamaño de tu musculatura debes consumir más calorías que el cuerpo utilizará con este fin, en cambio, para adelgazar debes quemar más calorías de las que comes con el fin de ocasionar un déficit.

En resumen, es posible perder grasa, bajar de peso y aumentar tu masa muscular, pero deberás hacerlo en fases separadas, una en la que te concentres en eliminar el exceso de grasa y otra en la que te centras en aumentar el tono.

Mientras te ejercitas para perder grasa tu cuerpo fortalecerá los músculos haciéndolos ligeramente más grandes, pero no será un proceso muy rápido.

Para crear músculo será necesario un buen índice de grasa, es decir, el índice saludable recomendado para cada género, porque si tienes un déficit las hormonas no funcionarán de manera correcta y tu musculatura no crecerá.

Esto parece un plan difícil de mantener, pero no es tan complicado como se podría llegar a pesar. Aquí se demuestra la necesidad de un profesional en nutrición que nos asesore en cuanto a las verdaderas necesidades de nuestro organismo en cada etapa y la forma correcta en que debemos suplirlas.

Ejercicio cardiovascular, la clave para combatir el hígado graso

El tipo de ejercicio recomendado para reducir los niveles de grasa en el cuerpo, y por ende en el hígado, son los ejercicios cardiovasculares. En otras palabras, se sugiere que hagas actividades donde la frecuencia cardiaca se mantenga elevada y comiences a sudar.

Para una persona promedio son suficientes 150 minutos semanales que pueden distribuirse en sesiones de 30 minutos diarios. De esta manera cada día se realizan por lo menos media hora de actividad física y hay dos días de recuperación cada semana.

Se estima que al cabo de un mes la persona se acostumbrará a esta rutina si previamente no ha realizado deporte o si tiene mucho tiempo sin hacerlo y que luego de dos meses empezarán a ser evidentes los resultados.

Hay muchas actividades que pueden considerarse ejercicio cardiovascular, por ejemplo, limpiar la casa, hacer jardinería, patinar, bailar o nadar, sin embargo, para que sean realmente efectivos en la pérdida de peso deben superar los 45 minutos por sesión y deben realizarse como mínimo 4 veces a la semana.

En todas las actividades cardiovasculares se recomienda comenzar con un calentamiento que acondicione la mente y el cuerpo para la actividad, este no supera los 10 minutos e incluye movimientos suaves que implican las articulaciones más grandes.

Luego se aumenta gradualmente la intensidad del ejercicio y se mantiene por 30 minutos consecutivos manteniendo lo que se conoce como "frecuencia cardiaca de entrenamiento".

Frecuencia cardíaca de entrenamiento

Edad en años	FC baja (50%)	FC alta (75%)
20	100	150
25	98	146
30	95	143
35	93	139
40	90	135
45	88	131
50	85	128
55	83	124
60	80	120
65	78	116
70	75	113

No intentes alcanzar la frecuencia máxima de entrenamiento sin haber calentado previamente pues los músculos y el aparato circulatorio no están preparados para tal esfuerzo y podría ocurrir algún desgarro. Tampoco debes exceder los valores indicados porque aparecerá la fatiga y podrías dejar la sesión incompleta.

Luego del calentamiento el esfuerzo debe aumentar gradualmente, de manera que el cuerpo se vaya adaptando. Al finalizar los 30 minutos de actividad entonces disminuye el esfuerzo de manera lenta y dedica entre 10 y 5 minutos a la recuperación.

Algunos medicamentos, como los betabloqueantes, ralentizan las pulsaciones cardiacas por lo que si llevas tiempo con un tratamiento que los incluya será un poco difícil alcanzar la frecuencia de entrenamiento.

Frecuencia cardiaca durante el ejercicio cardiovascular

La frecuencia cardiaca de entrenamiento es el punto donde el cuerpo puede realizar un esfuerzo sostenido dependiendo de nuestra condición. También sirve de indicador para medir el progreso de la persona y para determinar la intensidad del ejercicio.

Cuando comienzas con un programa de entrenamiento desde cero es aconsejable que comiences acercándote a la frecuencia mínima de entrenamiento, pero si realizas actividades con regularidad puedes ir a la máxima. De esa manera no sentirás fatiga y podrás terminar la sesión.

Para llevar este registro será necesario que tomes tu pulso y utilices un reloj o el cronómetro de tu teléfono celular.

Hay dos sitios específicos donde puedes sentir las pulsaciones del corazón fácilmente, la primera es en la base del pulgar, donde comienza la muñeca y la segunda es a un lado del cuello. Solo debes poner tu dedo índice o medio en estos lugares y contar los latidos por 10 segundos.

El número obtenido deberás multiplicarlo por 6 para obtener las pulsaciones por minuto.

Ejercicio cardiovascular N°1: Caminata enérgica

Caminar es uno de los ejercicios más sencillos y económicos que se pueden realizar porque no requiere equipamiento, basta con un par de zapatos deportivos de buena calidad y una botella con agua.

Además, de esto, se trata de un ejercicio de bajo impacto por lo que es la actividad indicada para personas que jamás han realizado deporte, que tienen alguna lesión o una condición de salud previa.

Todos aprendimos a caminar desde la infancia temprana y lo hacemos sin demasiado esfuerzo, sin embargo, cuando se hace por más de media hora consecutiva y de la manera correcta se convierte en un ejercicio potente.

Si quieres quemar grasa caminando deberás mantenerte en marcha por lo menos 30 minutos, sin detenerte ni disminuir la intensidad y aprovechando pendientes si no tienes problemas en las articulaciones de rodillas y tobillos.

Además, cada semana debes hacer por lo menos 3 sesiones y máximo 7 para ver resultados a los dos meses.

Forma correcta de caminar

Ponte de pie con la espalda recta y los hombros hacia atrás y hacia abajo, flexiona tus brazos haciendo un ángulo de recto, a medida que te muevas deja que se balanceen enérgicamente manteniendo cierta distancia de tu tronco.

Cuando des un paso presta atención a la pierna trasera y haz un énfasis especial en despegar el pie que está detrás, de esta manera se activa la musculatura de la pierna.

Intenta caminar todo el rato con la espalda recta y evitar llevar la cabeza hacia adelante, es una posición muy común cuando nos distraemos.

No cierres las manos en puño con fuerza porque esto hace que el hombro se salga de su alineación correcta y crea tensión en la región del cuello. Mantén las manos ligeramente cerradas.

Distancia

Un adulto promedio anda en promedio, 2.000 pasos en un día y esto sugiere un gasto calórico aproximado de 100 calorías.

Anteriormente vimos que medio kilo de grasa equivale a aproximadamente 3.500 calorías almacenadas por lo que para bajar medio kilo de peso en una semana debes quemar 1.000 calorías por día, lo que equivale a 10.000 pasos.

Podrías hacer el ejercicio más intenso si subes pendientes o escaleras, de esta manera los músculos trabajan un poco más y hay un gasto calórico adicional. También podrías utilizar mancuernas o pesas en los tobillos.

El conteo de pasos comienza luego del calentamiento, cuando ya mantienes un ritmo constante. Te ayudaría cronometrar el tiempo y la distancia que recorres para llevar un registro de tu avance.

Ejercicio cardiovascular N°2: Baile

No todas las personas se animan a ponerse zapatos deportivos para ir un parque a caminar, algunos prefieren una actividad más lúdica y social, como el baile o los ejercicios que se asemejan mucho a un baile.

Dependiendo del estilo que se practique el baile puede ser un buen ejercicio cardiovascular, además muy divertido. La única condición es que se haga en una sesión ininterrumpida de por lo menos 45 minutos y que sea un ritmo muy movido como kizomba, bachata, salsa, merengue o flow dance.

Zumba, aeróbicos al ritmo de la música

La zumba es una buena forma de ejercitarte y aún puede considerarse de bajo impacto porque no involucra demasiados saltos o muchas repeticiones de un mismo movimiento.

Normalmente se utiliza música de Latinoamérica para las rutinas, por lo que son bastante rápidas y fluidas. Una clase de zumba, que es uno de los estilos más demandantes se considera una actividad con beneficios moderados para la pérdida de peso, se podrían perder hasta 1.500 calorías en una hora.

Puedes hacer zumba en cualquier academia de baile de tu ciudad o en algún gimnasio donde dictan la clase, normalmente son sesiones de una hora un par de veces a la semana.

También puedes pagar por clases de zumba en línea o buscar videos en YouTube sobre el tema, pero ten en cuenta que esta modalidad te ofrece sesiones más cortas y con instrucciones menos detalladas.

Step, sube escalones de manera estacionaria

Subir escaleras tienen un impacto muy benéfico en la musculatura de las piernas y glúteos, por esto se inventó una rutina de ejercicios llamada "step", donde se utiliza un pequeño banco para subir y bajar sin moverte del sitio donde te encuentras.

El "Step" se inventó en la década de los 90 y fue muy popular en ese entonces. Actualmente hay algunas rutinas coreografiadas que se acompañan de mancuernas y pesas de tobillos para aumentar la intensidad. Las sesiones también involucran música y ritmo para mantener el movimiento, así que también es una actividad lúdica más entretenida que caminar.

Ejercicio cardiovascular N°3: Bicicleta

La bicicleta era de nuestras actividades favoritas cuando estábamos en la infancia, bien sea por la libertad que suponía manejar por las inexploradas calles de nuestra ciudad o porque podíamos imaginar que éramos cualquier otro medio de transporte.

Lo que no sabíamos por ese entonces es que andar en bicicleta es uno de los ejercicios más saludables que existe y que no solo tiene beneficios a nivel físico, nuestra coordinación, sentido del equilibrio y propiocepción también mejoran notoriamente.

Andar en bicicleta te dará piernas y glúteos fuertes y tonificados, además, de que los niveles de grasas en tu organismo descenderá drásticamente si tienes disciplina y constancia.

¿Cuánto tiempo se debe andar en bicicleta?

El tiempo en bicicleta que resulta efectivo para la quema de grasa corporal se ubica entre los 30 y 40 minutos de pedaleo continuo, esto quiere decir, que por este periodo de tiempo no debes detenerte y además será necesario que mantengas un ritmo constante. Si utilizas bicicleta estacionaria el tiempo puede reducirse a 20 o 30 minutos en resistencia media, aun así, no puedes detenerte. La intensidad con que pedaleas también influye en la quema calórica, no solo el tiempo. No es lo mismo recorrer 16 kilómetros en 1 hora y media que tan solo en 60 minutos.

De forma general, la cantidad de calorías que puedes quemar andando en bicicleta son aproximadamente las siguientes:

Tiempo (minutos)	Calorías (cal)
20	128
30	192
40	256
60	384

Ejercicios de fortalecimiento o de fuerza

Los ejercicios de fortalecimiento, también conocidos como ejercicios de fuerza, son actividades enfocadas a crear músculo y resistencia, en lugar de aumentar las pulsaciones por minuto para quemar grasa.

En otras palabras, estos ejercicios son la segunda parte del entrenamiento, se realizan luego de que has perdido algunos pocos kilogramos de grasa y ya estás listo para crear tono muscular.

Recuerda que en los ejercicios para desarrollar músculo se utilizan calorías, pues es un proceso anabólico, es decir, de creación y síntesis. Es por esto que al levantar pesas o hacer tabata quemas calorías algunas horas después de haber finalizado con el entrenamiento.

La recomendación de los expertos es que se incluyan por lo menos tres veces a la semana para ver resultados en menos tiempo y a pesar de que no se eleve el ritmo cardiaco es necesario hacer un previo calentamiento para acondicionar las articulaciones.

El número de repeticiones dependerá de tu capacidad y del peso que estés levantando, que al principio no debe sobrepasar la mitad de tu peso. Es preferible que hagas entre 8 y 10 repeticiones lentas bien ejecutadas que solo 4 o 5 que supongan demasiado esfuerzo mal dirigido.

En este tipo de ejercicio el trabajo es muy localizado, es decir, se centra en pequeños grupos musculares por lo que tendrán que centrarse en piernas, espalda, pecho, brazos y abdomen.

Según los deportistas de alto rendimiento la respiración puede ayudarte durante el entrenamiento, inhala al levantar el peso, exhala al bajarlo. Evita contener el aire.

¿Cómo aprovechar al máximo las sesiones en el gimnasio?

En el gimnasio el tiempo corre demasiado rápido y antes de que te des cuenta ya llevas más de 2 horas sin completar la rutina, esto te aleja de tu meta, por su puesto y no es lo ideal

Al igual que sucede con los ejercicios cardiovasculares, debes mantener un ritmo constante cuando realizas ejercicios de fuerza, de otra manera no será efectivo.

A continuación, te damos algunas recomendaciones sobre cómo aprovechar al máximo las sesiones en el gimnasio:

Minimiza los períodos de descanso: El tiempo de recuperación en los ejercicios no debe superar los sesenta segundos para evitar que la temperatura corporal descienda y la respiración se haga más lenta.

El descanso solo cumple la función de permitirte recobrar energía, si es demasiado largo perderás condición física y concentración, así que no deambules innecesariamente por todo el lugar.

Planifica tus entrenamientos: La única manera de no perder tiempo entre un ejercicio y otro es saber exactamente qué vas a hacer. Al inicio de cada semana asigna a cada día un grupo muscular a trabajar.

De igual forma, es recomendable que planifiques los descansos y las actividades adicionales que realizas, así tendrás un verdadero descanso de por lo menos 48 horas.

Disminuye las distracciones: El teléfono celular es una gran tentación y una fuente de distracción importante si no tienes la fuerza de voluntad suficiente para no contestar una llamada, revisar una notificación o contestar un mensaje.

Tu sesión de ejercicio será más efectiva si dejas tu teléfono celular en casa y utilizas un reloj de muñeca para llevar el tiempo. Las fotos pueden esperar a que termines, cuando realmente te has ejercitado.

Usa la cantidad de peso adecuada: Un peso muy ligero resultará inútil para crear músculo, pero uno demasiado alto para tu capacidad podría lesionarte. Utiliza aquel con el que puedas hacer al menos 10 repeticiones donde tú sientas que estás trabajando.

No te saltes el calentamiento: El calentamiento es un acondicionamiento del cuerpo, los músculos, tendones y articulaciones se activan ampliando su rango de movimiento y comienzan a entrar en calor. Todo esto evita lesiones.

Aunque te parezca una actividad tediosa no te saltes esta primera etapa de tu rutina porque aumenta el riesgo de lesión de manera importante. También podrías incorporar algunas respiraciones profundas.

Termina con un tiempo de recuperación: Así como es importante preparar el cuerpo para la actividad física que se va a realizar, debes dedicar algunos minutos a la recuperación de tus músculos y sistema respiratorio.

Luego de un entrenamiento intenso debes comenzar a reducir la frecuencia gradualmente para que la sangre no se acumule en las extremidades inferiores, de ser así podrías marearte, sentir dolor de cabeza e incluso sufrir un desmayo.

Estira todo tu cuerpo con o sin implementos: Al finalizar el tiempo de recuperación realiza unos breves estiramientos que abarquen las principales cadenas musculares.

Los estiramientos te ayudan a aliviar la tensión creada por el entrenamiento y a evitar los calambres y contracturas, también permite que la sangre circule de manera más eficiente.

¿Cómo elegir un plan de ejercicios?

Ya vimos que existen diversas opciones de ejercicio para tratar el hígado graso y que la actividad más indicada es aquella que te guste, de otra manera la abandonarás al poco tiempo.

No es necesario, ni saludable muchas veces, que un paciente se someta a un plan de ejercicios muy arduo al que no está acostumbrado o lleva años sin practicar, esto sólo ocasionará estrés y tensión en el cuerpo y la mente.

El cuerpo se beneficia con cualquier actividad que implique movimiento, siempre y cuando sea constante. Por esto es que hay personas que solo practican yoga y se mantienen saludables.

A continuación, te daremos algunos consejos para elegir un plan de ejercicios que te haga sentir satisfecho y que sobre todo te permita recuperar tu salud:

- Elige una academia o contrata a un entrenador personal certificado, que te brinde asesoría, pueda resolver tus dudas, te enseñe a prevenir lesiones y pueda medir tu progreso mes a mes.
- Busca un programa que se adecúe a tus necesidades, es decir, si tu objetivo es perder peso entonces inscríbete en actividades cardiovasculares. Parece obvio, pero algunas personas se dejan llevar y pierden de vista sus metas rápidamente.
- Aprende a ejecutar la técnica correctamente en las primeras clases. Todo ejercicio tiene una técnica con la que se aprovecha al máximo el trabajo del músculo y se evitan daños.
- Crea un horario realista. Tal vez te sientas muy optimista para comenzar tu rutina pronto, pero piensa en las responsabilidades que tienes y no puedes dejar de lado. Organiza tu tiempo dejando un tiempo prudencial para el descanso y la recuperación.
- Busca un compañero de ejercicio. La motivación puede perderse fácilmente si tu rutina la realizas en solitario así que busca alguien con objetivos similares a los tuyos.
- Explica tu condición al entrenador, de esta manera puede adecuar los ejercicios a tu condición de salud. No se trata de conseguir una ventaja o menos trabajo, es una forma de realizar la rutina más cómoda y eficientemente según tus capacidades.

¿Cómo evitar las lesiones al hacer ejercicio?

La actividad física supone un riesgo siempre que no se haga de manera controlada y con supervisión de un profesional que te enseñe y supervise cuando lo requieras. Solo la abstinencia puede mantenerte alejado de algún percance y aun así no es saludable que seas sedentario porque aparecen muchas enfermedades y tu condición física se deteriora tres veces más rápido que si no entrenaras.

Así pues, la única alternativa viable es realizar actividades físicas reduciendo al mínimo los riesgos, tal y como sugerimos a continuación:

- No te saltes el calentamiento: Recuerda que es la parte de acondicionamiento, donde tu cuerpo y mente se preparan para la tarea a realizar.
- Utiliza ropa adecuada, es decir, prendas que te permitan transpirar cómodamente si hace calor o que te mantengan lo suficientemente abrigado si hace frío.
- Hidrátate antes, durante y después de entrenar.
- Compra zapatos deportivos que se sujeten a tus pies y protejan la articulación del tobillo.
- Entrena reconociendo tus límites, pero también exígete durante el entrenamiento.
- No descuides tu alimentación, aun si quieres bajar de peso debes tener una alimentación enfocada a que tus sesiones de ejercicio sean efectivas y provechosas.

CAPÍTULO 6. EDUCACIÓN EN SALUD PARA COMBATIR EL HÍGADO GRASO

En la actualidad el hígado graso es una condición de salud común y en la mayoría de los casos es benigna, es decir, no está asociada a demasiadas complicaciones y el paciente no corre el riesgo de perder su vida.

Solo en algunos casos el hígado graso no alcohólico evoluciona hasta convertirse en una enfermedad severa y ocasiona un daño irreversible. Lo mismo sucede con la esteatosis alcohólica si no se suspende, al menos por un tiempo, la ingesta de bebidas y se modifican los hábitos nocivos.

Nuestros hábitos y costumbres juegan un papel fundamental en nuestra salud, al igual que el tiempo y cuidado que dediquemos a cuidarnos cuando estamos enfermos pues una patología que no se atienda de manera correcta puede afectar más nuestra salud con el tiempo que en sus inicios.

Por ejemplo, existen diversas enfermedades que conducen a la cirrosis hepática como la hepatitis B y C, que se produce por virus, la hepatitis autoinmune y la cirrosis biliar primaria.

Un diagnóstico temprano y un control médico adecuado previenen que un problema pequeño se convierta en un padecimiento crónico donde la calidad de vida del paciente se vea cada vez más reducida.

¿Qué sucede si no se atiende a tiempo el hígado graso?

Por lo general la esteatosis no alcohólica es asintomática, es decir, no se perciben síntomas que den indicios de la enfermedad ni se presentan sensaciones anormales de las cuales se pueda sospechar. Es una patología silenciosa.

Las estadísticas indican que el 20% de los casos evolucionan hasta convertirse en cirrosis hepática cuando no se hace un diagnóstico a tiempo y que lamentablemente, entre el 17 y 46% de los adultos occidentales acumulan cierta cantidad de grasa insalubre en su hígado.

El hecho de que una persona acumule más de 5% de grasa en este órgano ya se considera como el inicio de la esteatosis y por lo general se vincula con otros desórdenes en el cuerpo como obesidad y diabetes, en otras palabras, es una multisistémico, por esto se insiste tanto en que las personas controlen su peso.

Un peso acorde a tu estatura, edad y estilo de vida reduce las posibilidades de padecer esta enfermedad a tan solo 7% y te aleja de otros padecimientos como síndrome metabólico y cardiopatías.

En la etapa final y más evolucionada del daño hepático muchos pacientes se someten a cirugía de trasplante de hígado que, desde luego, no está al alcance de todas las posibilidades y no garantiza en un 100% la calidad de vida de la persona.

¿Debe suspenderse por completo el consumo de bebidas alcohólicas?

Como hemos visto a lo largo de este libro, las bebidas alcohólicas y ciertos medicamentos facilitan la acumulación de grasa en el hígado por lo que si ya hay un problema en el órgano lo más sensato es suspender su consumo o por lo menos llevarlo al mínimo.

No tendrás mucho problema en crear este nuevo hábito si no bebes con frecuencia, sin embargo, será más difícil si ya tienes cierta dependencia al alcohol.

Para comprender mejor el riesgo asociado a las bebidas alcohólicas debes conocer la concentración de alcohol en las diferentes bebidas, por ejemplo:

Bebida	% de Alcohol
Cerveza	2-7
Vino	10-15
Licores	40-45

Estos porcentajes son simplemente una referencia que dependerá de la marca que compres y las regulaciones del país donde te encuentres. También del volumen de bebida servida.

mL de Bebida	mL de Alcohol
350 mL de cerveza	4,2 - 23,6
150 mL de vino	20 - 30
45 mL de licor	15

En los licores fuertes, como el whisky, la concentración de alcohol se describe en grados y los grados del licor se corresponden con el doble del porcentaje de alcohol, por ejemplo, una bebida con 80 grados de licor tiene 40% de alcohol.

En general, si se beben más de 45 mL de alcohol en el día durante más de diez años es muy probable que se desarrolle una enfermedad hepática, esto es aproximadamente cualquiera de las siguientes opciones:

- 3 latas de cerveza
- 3 copas de licor fuerte
- 3 vasos de vino

Por otro lado, para desarrollar cirrosis hepática es necesario que una persona adulta beba por más de diez años una cantidad por encima de los 90 mL de alcohol diariamente, esto equivale a cualquiera de las siguientes opciones:

- 6 latas de cerveza
- 5 vasos de vino
- 6 copas de licor.

Se estima que la mitad de los hombres que ingieren más de 240 mL de alcohol diariamente por más de 20 años desarrollan cirrosis. El género femenino parece ser menos tolerante con el alcohol y con menos cantidades y menos tiempo pueden desarrollar una enfermedad hepática grave.

Esto podría deberse a que el sistema digestivo de las mujeres tiene menos capacidad para procesar el alcohol así que una mayor cantidad llega al hígado.

¿Cómo reducir el hábito de beber?

La ingesta de alcohol es un hábito que se adquiere por medio de la imitación del comportamiento social, es decir, aprendemos a tomarlo al ver a los adultos hacerlo cuando estamos pequeños y más adelante lo experimentamos por nuestra propia cuenta cuando alcanzamos la juventud y nuestros amigos nos invitan a hacerlo.

Estas bebidas no cumplen ninguna función nutricional, sin embargo, tienen la capacidad de desinhibir nuestro comportamiento haciéndonos sentir más alegres, valerosos o divertidos.

Es por esto que el alcohol se sirve en las fiestas y eventos, también en las reuniones importantes donde se necesita aflojar la tensión entre los presentes.

Mientras que las bebidas alcohólicas se restringen a los eventos sociales es difícil que hagan daño a nuestra salud, pero cuando se crea dependencia hacia ellas y se convierten en una bebida habitual o en el escape de algún problema entonces es cuando aparece el alcoholismo y más adelante los problemas asociados a esta conducta.

Reconocer una dependencia o adicción al alcohol es difícil porque la persona bebe por voluntad propia hasta cierto punto, pues le hace sentir bien, pero luego de un tiempo su mente se hace adicta a la sustancia y controla en gran medida su poder de decisión.

Si ya hay un problema y estás en la capacidad de reconocerlo y dejarlo, entonces ya has dado un gran avance que puede convertirse en una buena trayectoria si recibes la asesoría y el apoyo adecuado.

Al respecto, los expertos en adicción indican que la única manera de resolver un problema de alcoholismo es abandonándola completamente y sin dar prórrogas ni largas despedidas. En otras palabras, aconsejan que el paciente haga una despedida francesa, sin decir adiós a su vicio.

La abstinencia es la solución más viable, por esto programas como Alcohólicos Anónimos han ayudado a miles de personas a cambiar los hábitos más arraigados, incluso si estos se vinculan con un problema emocional irresuelto, como haber caído en el alcoholismo tras un duelo no superado.

Aquellas personas con más control sobre lo que beben pueden sin problema crear un balance entre un estilo de vida saludable y el consumo de alcohol en un evento social. Esta es la manera en que se nos debería enseñar a beber.

Consejos prácticos para dejar el hábito definitivamente

¿Crees que tienes cierta dependencia por las bebidas alcohólicas? No te preocupes, todas las personas en algún momento sienten dependencia hacia algo en específico, por ejemplo, una relación, las redes sociales, bienes materiales e incluso la aprobación externa.

Es una debilidad de la mente volverse dependiente de aquello que le genera alivio, bienestar o seguridad, pero tiene solución si se trabaja conscientemente en cambiarse.

A continuación, te damos algunos consejos de cómo podrás superar el hábito de beber de manera descontrolada. Ten en cuenta que la disciplina se mantiene por la fuerza de voluntad y no siempre por la motivación, así que en algún momento deberás ser estricto contigo mismo y dejar de lado tu deseo de sucumbir a la tentación.

Sé sincero cuando se te pregunte sobre tu ingesta: Ya sea que lo pregunte tu doctor, tus amigos o familiares sé sincero con la respuesta. Las personas en tu entorno reconocerán automáticamente las señales de que has tomado alcohol, incluso el doctor puede determinarlo por medio de exámenes, así que de poco o nada sirve una respuesta deshonesta. Si asumes frente a otros y frente a ti mismo que estás abusando en el consumo de bebidas alcohólicas será más sencillo abandonar la dependencia.

Descubre si bebes por ansiedad o por depresión: Algunas personas se sumergen en el alcoholismo para escapar de un dolor que creen que no pueden sobrellevar o para no sentir tanta ansiedad, pero lo cierto es que caen en un círculo vicioso.

Existen medicamentos para tratar la ansiedad y la depresión clínicamente y no tiene efectos secundarios tan dañinos como el alcohol.

Si te cuesta resistir comienza a disminuir la dosis: Algunos pacientes con enfermedades crónicas tienen que disminuir gradualmente las dosis de sus medicamentos para poder dejarlos por completo, podrías hacer esto mismo si te cuesta resistirte a la bebida.

Cuando vayas a una fiesta o a una reunión de amigos pide más comida que bebida y pídele a alguien que te acompañe que te recuerde tu propósito de beber menos, incluso si lo comentas con el grupo te podrían apoyar en disminuir el consumo en general.

Busca otras actividades que hacer: Si suelen embriagarte en las reuniones con amigos entonces cambia la actividad que realizan, si no recibes el apoyo esperado deja de asistir a esos eventos que solo te envuelven más en el hábito que intentas dejar.

Observa cómo te sientes luego de no beber: Cuando logres disminuir la dosis de alcohol que ingieres observa cómo te sientes al día siguiente, es probable que el eterno dolor cabeza se haya ido, que te sientas más enérgico o incluso con un mejor estado de ánimo ¿Vale la pena continuar o no?

Considera la opción de tomar medicamentos: Si sientes que tu fuerza de voluntad está fallando considera tomar medicamentos para dejar de beber, funcionan disminuyendo la ansiedad y al entrar en contacto con el alcohol te hacen disminuir la sensación de placer, por lo que pronto aborrecerás hacerlo.

Pide ayuda: Ocultar el problema tal vez hace más difícil que puedas resolverlo, en cambio, si lo comentas con personas de confianza es probable que recibas apoyo e ideas de cómo dejar el hábito de lado y de manera definitiva. Conversa con tu pareja, familiares y amigos o asiste a un grupo de apoyo.

Hígado Graso

Sección II. Nivel Avanzado

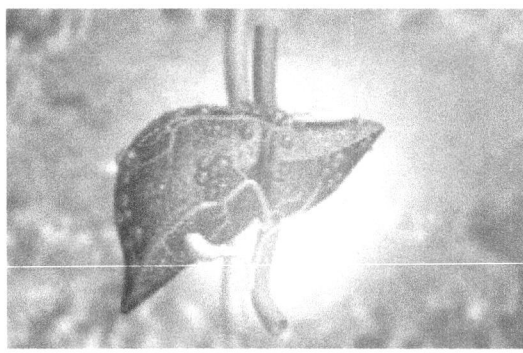

Además del alcohol y las infecciones virales, otras enfermedades o condiciones pueden conducir al hígado graso y a su complicación más temida, la cirrosis, un estado en el que existe pérdida total de las funciones hepáticas como consecuencia de la fibrosis de sus células funcionales (hepatocitos). En esta segunda sección, se presenta información complementar sobre los capítulos ya discutidos anteriormente, con el propósito de profundizar los conocimientos, y llevar a una mejor comprensión de las enfermedades que afectan la función hepática, y especialmente consejos para adoptar dieta, ejercicios y mejorar la salud.

CAPÍTULO 7. CONCEPTOS SOBRE HÍGADO GRASO Y CIRROSIS

El hígado es el órgano más grande que tenemos dentro de nuestro cuerpo. Se encuentra ubicado en el abdomen, específicamente en la parte superior del lado derecho, justo por debajo del diafragma y las costillas inferiores.

Este órgano interviene en diversas funciones en el organismo. Entre las funciones del hígado se encuentran:

- Metabolizar gran variedad de sustancias como medicamentos, el alcohol, entre otros.
- Producir la bilis que se utilizará para digerir y poder absorber los nutrientes en los alimentos que comes diariamente, especialmente las grasas.
- Crear factores de coagulación.
- Almacenar nutrientes como la glucosa en forma de glucógeno, vitaminas, hierro, entre otras.

Hígado graso

El hígado graso, también conocido como "esteatosis hepática", es una enfermedad que afecta aproximadamente al 25% de la población alrededor del mundo. De hecho, es la enfermedad del hígado más frecuente.

Consiste en una enfermedad muy común caracterizada por excesivo almacenamiento de grasa en el hígado. En condiciones normales, nuestro hígado contiene pequeñas cantidades de grasa que no ocasionan ningún peligro. Sin embargo, cuando el hígado tiene demasiada grasa puede ocasionar problemas de salud.

La presencia de gran cantidad de grasa en el hígado puede ocasionar inflamación de las células hepáticas. La grasa se vuelve un serio problema cuando alcanza alrededor del 5 al 10% del peso del hígado.

En ocasiones, la enfermedad del hígado graso no causa problemas demasiado graves ni impide que el hígado funcione con normalidad. No obstante, se estima que entre el 7 al 30% de las personas con esta enfermedad empeorará progresivamente con el tiempo.

El hígado graso puede evolucionar en las siguientes etapas:

Esteatohepatitis. Como consecuencia del exceso de grasa, el hígado comienza a inflamarse o hincharse. A esta etapa se le conoce con el nombre de "esteatohepatitis", debido a que ocurre una hinchazón hepática producto del exceso de grasa. Algunos médicos clasifican como "hígado graso simple" a aquellos casos donde hay exceso de grasa en el hígado, pero todavía no ha ocurrido ningún tipo de inflamación o daño en el hígado. Muchas personas se encuentran en esta etapa sin saberlo.

Fibrosis. Como consecuencia de la inflamación constante del hígado, las células hepáticas comienzan a dañarse formando un tejido cicatricial. Dicho de otra manera, el hígado comienza a volverse una cicatriz.

Cirrosis del hígado. Si no son corregidas las etapas anteriores aparece el tejido cicatricial. Este es un material fibroso que puede extenderse por todo el hígado reemplazando el propio hepático sano. El tejido hepático cicatricial no puede cumplir con las funciones del hígado sano.

Tipos de hígado graso

Existen dos formas principales por las que una persona puede desarrollar la enfermedad de hígado graso:

Enfermedad del hígado graso no alcohólico (NAFLD)

Este tipo de hígado graso aparece en personas que no beben alcohol en exceso. Puede afectar a 1 de cada 3 adultos y al menos 1 de cada 10 niños. No se sabe con exactitud la causa exacta que explique por qué el hígado almacena más grasa de lo normal en estos casos. No obstante, se ha determinado que las personas con síndrome metabólico tienen más riesgo a desarrollarlo. El riesgo también es alto cuando hay obesidad, aumento de triglicéridos en la sangre o diabetes tipo 2.

El uso de medicamentos recetados como amiodarona, diltiazem, esteroides y el tamoxifeno también pueden aumentar el riesgo de tener hígado graso.

Enfermedad del hígado graso asociada con el alcohol (ALD)

Ocurre como resultado del consumo excesivo de bebidas alcohólicas. La mayoría de los médicos coinciden que un consumo moderado de alcohol es tan solo 1 bebida para las mujeres y máximo 2 bebidas para los hombres. Beber más de esta cantidad ya representa un riesgo a desarrollar hígado graso.

De hecho, se estima que beber entre 40 a 80 gramos diarios de alcohol al día durante 10 a 12 años podría aumentar el riesgo a desarrollar una enfermedad hepática alcohólica avanzada. Alrededor del 90% de los grandes bebedores de alcohol terminan por desarrollar hígado graso.

Causas o factores que aumentan tu riesgo de tener hígado graso

Las personas con mayores probabilidades a desarrollar una enfermedad por hígado graso, son aquellas que tengan uno o más de los siguientes factores:

- Personas con presión arterial elevada.
- Tener cifras de colesterol y/o triglicéridos elevados en sangre. Principalmente exceso de triglicéridos.
- Tener sobrepeso u obesidad.
- Tener algunas infecciones como la hepatitis C.
- Resistencia a la insulina.
- Beber mucho alcohol.
- Efecto secundario a medicamentos (metotrexato, tamoxifeno, otros).
- Pérdida rápida de peso.
- Exposición a ciertas toxinas.
- El embarazo.
- Factores de riesgo
- Ser hispanos o asiáticos. Es menos común entre los afroamericanos.
- Ser de mediana edad o mayores. Aunque los niños también pueden tener esta enfermedad, es más común entre los mayores de 40 años.
- Sufrir de apnea obstructiva del sueño (es un tipo de trastorno que ocasiona el bloqueo de una vía respiratoria causando que se detenga la respiración mientras se está durmiendo).

- Ser mujer posmenopáusica, es decir, luego que sus menstruaciones se han detenido durante más de 12 meses consecutivos.

Causas de cirrosis hepática

El hígado graso no es la única patología capaz de desarrollar cirrosis hepática. Existe una amplia gama de afecciones y enfermedades capaz de dañar al hígado y ocasionar cirrosis.

Algunas otras causas de cirrosis hepática son:

- Hemocromatosis (una acumulación excesiva de hierro en el cuerpo).
- Síndrome de Alagille (un raro trastorno digestivo de origen genético).
- Fibrosis quística.
- Hepatitis virales crónicas como la hepatitis B, C y D.
- Abuso crónico de bebidas alcohólicas.
- Enfermedad de Wilson (acumulación de cobre en el hígado).
- Galactosemia o enfermedad por almacenamiento de glucógeno. Se trata de un trastorno genético que afecta al metabolismo del azúcar.
- Hepatitis autoinmune. El sistema inmunológico propio comienza a atacar las células del hígado del mismo cuerpo.
- Colangitis esclerosante primaria. Ocurre un endurecimiento y cicatrización en los conductos biliares.
- Infección por brucelosis o sífilis.
- Malformación de los conductos biliares.
- Cirrosis biliar primaria.

Síntomas comunes

Por lo general, el hígado graso es una enfermedad silenciosa, es decir, con mucha frecuencia, las personas no suelen tener síntomas de hígado graso sino hasta que la enfermedad ha avanzado lo suficiente como para alterar el funcionamiento del hígado.

Una persona con hígado graso en la etapa inicial, puede tener un hígado hinchado o agrandado y es posible que experimente dolor o malestar en la parte derecha y superior del abdomen. En ocasiones, este síntoma puede ser experimentado como una sensación de plenitud.

A medida que la inflamación empieza a ocasionar daño en el tejido del hígado y a formar tejido cicatricial, comienzan a aparecer síntomas como fiebre, vómitos y náuseas, y el dolor abdominal se puede volver más intenso o frecuente. También aparece lo que se conoce como "ictericia", que es una coloración amarillenta tanto en la piel como en la esclerótica de los ojos (es decir, la parte blanca de los ojos, en la ictericia se vuelve amarillenta). Para que se considere una ictericia, esta coloración debe ocurrir simultáneamente en la piel y en los ojos, no solo en la piel.

Otros síntomas que pueden ocurrir en esta etapa es cansancio extremo, debilidad y pérdida de apetito.

Síntomas de la cirrosis

Finalmente, cuando el tejido cicatricial se ha extendido por una gran parte del hígado, ocurre la cirrosis alcohólica.

En la cirrosis alcohólica pueden aparecer o acentuarse los síntomas de las etapas anteriores y, además, aparecen otros signos adicionales. En esta etapa puede ocurrir hinchazón o edema en las piernas y tobillos.

También aparece lo que se conoce con el término médico "ascitis", la cual es la acumulación de líquido en el abdomen. Esto lo notarás como una gran hinchazón abdominal caracterizada por la sensación de pesadez.

Otro síntoma que aparece en la cirrosis es la hepatomegalia que es el agrandamiento del hígado, y la esplenomegalia, que es el agrandamiento del bazo, un órgano ubicado del lado izquierdo del abdomen involucrado en el sistema inmunológico.

Es posible que en esta etapa comiencen a haber sangrados debido a que el hígado ya no produce factores de coagulación.

Debido a que el hígado ya no puede metabolizar las sustancias tóxicas del cuerpo, estas se alojarán en la piel y puede que experimentes una intensa picazón en el cuerpo.

En los hombres, los senos se harán más grandes. Esto se conoce como "ginecomastia". También puede haber una progresiva y no planificada pérdida de peso.

En la piel del abdomen, es posible que aparezcan grupos de vasos sanguíneos similares a una red. También el sistema nervioso puede verse afectado. Las personas con cirrosis pueden presentar confusión.

Consecuencias o complicaciones

La consecuencia del hígado graso es la cirrosis hepática. A su vez, la cirrosis puede ocasionar otro tipo de complicaciones:

Enfermedad ósea: es posible que algunas personas con cirrosis pierdan fuerza en los huesos y, como resultado tienen mayor riesgo a sufrir fracturas patológicas.

Desnutrición: ocurre debido a que la falla de la función del hígado impide que el cuerpo procese los nutrientes apropiadamente. Como resultado ocurre pérdida de peso y debilidad.

Infecciones: un hígado enfermo, puede causar dificultades al cuerpo para combatir infecciones. Además, la ascitis puede ocasionar peritonitis bacteriana grave, una infección muy peligrosa debido al líquido acumulado en el abdomen.

Encefalopatía hepática: ocurre debido a la acumulación de toxinas en el cerebro. Al estar muy dañado el hígado, no logra eliminar las toxinas de la sangre, por lo tanto, las toxinas comienzan a acumularse en el cerebro. Al inicio de la encefalopatía hepática hay confusión mental y problemas para concentrarse, pero con el tiempo puede evolucionar a disminución del estado de consciencia y coma.

Otras complicaciones:

- Insuficiencia renal.
- Hipertensión portal.
- Cáncer de hígado.
- Várices esofágicas.

Bases del tratamiento médico convencional

En cuanto a la enfermedad del hígado graso, todavía no se han aprobado medicamentos específicos para tratar esta afección. La mayoría de los médicos indican tratamientos basados en cambios del estilo de vida para revertir el hígado graso y reducir los riesgos potenciales.

Es importante evitar o eliminar por completo el consumo de alcohol. También es necesario tomar medidas para perder peso, es decir, iniciar estrategias para fomentar la pérdida de peso saludable a través de la actividad física y cambios en la dieta.

Si la persona ya ha desarrollado cirrosis del hígado, es posible que el médico indique tratamientos o procedimientos médicos adicionales de acuerdo a las complicaciones que se presenten debido a esta.

Por ejemplo, a menudo los médicos podrían recetar medicamentos como los betabloqueantes o nitratos para tratar la hipertensión portal.

Por supuesto, una persona con cirrosis tendrá que llevar a cabo cambios en el estilo de vida como dejar de beber, mejorar la dieta, entre otros.

También puede ser necesario procedimientos de bandas para controlar el sangrado, en caso de que existan várices en el esófago debido a la cirrosis.

En caso de que exista peritonitis, el médico puede indicar antibióticos a través de las venas (intravenosa).

En casos más graves, cuando ha ocurrido insuficiencia renal, puede ser necesaria la hemodiálisis.

Como último recurso, el médico puede considerar realizar un trasplante de hígado, especialmente cuando fallan otros tratamientos.

CAPÍTULO 8. RECETAS DE COCINA SALUDABLES

La enfermedad del hígado graso puede ser inducida por el alcohol o el hígado graso no alcohólico. En el caso del hígado graso no alcohólico, existen algunos factores de riesgo que te hacen más propenso a desarrollar esta condición. Algunos de esos riesgos son la obesidad, el sedentarismo y especialmente la dieta que comes diariamente.

Las comidas no saludables, especialmente aquellas que contienen gran cantidad de alimentos altamente procesados, pueden estimular el desarrollo del hígado graso.

En general, una dieta orientada a combatir el hígado graso y prevenir la cirrosis, debe incluir muchas frutas y verduras, legumbres, gran cantidad de fibra y cereales integrales. También, debes evitar el azúcar agregada, reducir la sal, las grasas trans, las grasas saturadas y los carbohidratos refinados. El consumo de alcohol también debe ser evitado.

Aunque al principio puede ser abrumador tantos cambios, en este capítulo te darás cuenta que no es tan difícil como parece y además *¡Será delicioso y muy saludable!* A continuación conocerás recetas de cocina para el hígado graso. Además, obtendrás recomendaciones y consejos para aprovechar todos los beneficios de salud de los mejores alimentos y bebidas para el hígado graso.

Sopa de brócoli y queso: una cremosa elección para cuidar el hígado

Llena de sabor y cremosidad, la sopa de brócoli y queso es una poderosa combinación llena de nutrientes, pero muy reducida en grasas saturadas y colesterol.

Información nutricional:

- Grasa total: 1,5 g
- Grasa saturada: 0,5 g
- Grasa trans: 0 g
- Carbohidratos: 18 g
- Proteína: 11g
- Porciones: 4 porciones.

Ingredientes:

- 2 ½ taza de caldo de pollo, bajo en sodio y sin grasa.
- 6 onzas de brócoli picado fresco (equivale a 170 gr).
- 10 onzas (alrededor de 290 gramos) de brócoli congelado picado (debes descongelarlo para utilizarlo en esta receta).
- 1 costilla de apio mediana picada.
- 1 zanahoria de tamaño mediano picada.
- 1/8 cucharadita de nuez moscada (molida).
- 1/4 cucharadita de pimienta (debes molerla justo antes de utilizar).
- 1 taza de leche "fat-free half-and-half" o una leche semidesnatada.
- 3 cucharadas de harina de trigo (para todo uso).
- 3 rebanadas de queso cheddar cortado en trozos (bajo en grasa).
- 1/2 taza de queso cheddar rallado bajo en grasa.

Preparación:

Luego de haber lavado y cortado todos los vegetales de la receta, debes añadirlos en una cacerola grande. A continuación, mezcla el caldo de pollo, el brócoli, la zanahoria y el apio y llévalos a fuego lento a fuego medio alto. Luego, mantén los vegetales a fuego bajo durante unos 6 a 8 minutos o hasta que las verduras estén tiernas. Los vegetales deben estar tapados durante la cocción.

Agrega la sal, la pimienta y la nuez moscada previamente molida a los vegetales y mézclalos. También puedes agregar los condimentos durante la cocción de los vegetales.

En otro tazón más pequeño, mezcla la leche y la harina. Revuelve todo en la cacerola hasta obtener una mezcla unificada. Colócala a fuego lento para cocinarla durante 1 o 2 minutos o hasta que adquiera una textura espesa. No olvides revolver ocasionalmente para evitar que la mezcla se queme.

Mezcla todas las preparaciones y agrega el queso. Retira la sopa del fuego y revuelve hasta que el queso se derrita.

Recomendaciones:

Puedes preparar esta sopa y guardarla en el refrigerador para comerla durante la semana. Para calentarla y evitar que se queme, es una excelente opción utilizar caldera doble. Para ello vierte la sopa en la cacerola superior al estilo "baño María" y vas a calentarla sobre agua hirviendo. En caso de que no tengas "baño María", coloca un recipiente mediano sobre una olla con agua hirviente (de preferencia de acero inoxidable). Asegúrate que el agua del recipiente inferior no tenga contacto con el recipiente superior.

Puedes preparar el caldo de pollo natural bajo en grasa, retirando al máximo todos los restos de grasa y sangre. Coloca el pollo a hervir en agua y comienza a despumar el caldo hasta que no aparezca más capa blanca encima. Cuélalo al terminar.

Beneficios para la salud

El brócoli se trata de una verdura verde del grupo de crucíferas. Pertenece a la especie vegetal llamada *Brassica oleracea*, pero más popularmente, el brócoli es conocido por ser una extraordinaria fuente de fibra, antioxidantes, minerales y vitaminas.

El brócoli contiene vitaminas como vitamina C, A, K y vitamina B9 o folatos. También es rica en minerales como el selenio, el fósforo y el potasio.

Estudios en ratones, muestran que el brócoli reduce el riesgo de desarrollar tumores y otras enfermedades en el hígado, por lo que puede ser aliado para evitar la cirrosis. Además, comer brócoli a largo plazo ayuda a prevenir la acumulación de grasa en el hígado.

Pero eso no es todo, debido a que el brócoli es tan rico en antioxidantes, puede bloquear neutralizar el daño ocasionado por los radicales libres. Esto ayuda a reducir la inflamación y aporta un efecto protector general a la salud.

También contiene compuestos bioactivos capaces de reducir la inflamación. Este es un efecto sumamente importante para reducir la inflamación hepática del hígado graso. Sin embargo, aunque falta más investigación, la mayoría de los investigadores afirman que los efectos del brócoli sobre el hígado graso parecen prometedores.

Otros beneficios de salud:

- Reduce el riesgo de sufrir algunos tipos de cánceres (mama, próstata, colorrectal, gástrico, otros).
- Contribuyen al control del azúcar en la sangre.
- Reduce el colesterol y los triglicéridos ayudando a mejorar la salud cardiovascular.
- Mejora la digestión y disminuye el estreñimiento.
- Retrasa el proceso neurodegenerativo del envejecimiento y apoya la función cerebral.
- Su rico contenido en vitamina C mejora el estado del sistema inmunológico.
- Beneficia la salud bucal y dental.
- Promueve la salud de articulaciones y huesos.
- Contribuye a un embarazo saludable debido a la elevada cantidad de folatos que contiene.
- Protege la piel del daño solar gracias a sus componentes bioactivos

Batido de pomelo (toronja). Alto poder desintoxicante para proteger el hígado

Un refrescante batido de frutas y vegetales, donde aprovecharás el poder antioxidante y altamente nutricional del pomelo (toronja). Sin azúcares añadidos.

Tiempo de preparación: 15 minutos.

Información nutricional:

- Calorías: 120 calorías.
- Grasa: 3 g
- Carbohidratos: 23 g
- Proteína: 2 g
- Fibra: 6 g (24%).
- Porciones: 4 porciones.

Ingredientes:

- 1/4 taza de agua.
- 1/2 pomelo o toronja sin semillas y pelada.
- 1 naranja pelada y sin semillas.
- 1 taza de fresas congeladas.
- 1 zanahoria mediana.
- 1 manzana (extrae el centro de la manzana).
- 3 cucharadas de semillas de chía.
- Hielo.

Preparación:

Comienza preparando las naranjas y las toronjas, lávalas, quítales la piel y retirando las semillas. Si no te gustan los sabores amargos, retira cuidadosamente la membrana de la fruta para que el batido no quede amargo.

Lava la zanahoria. Puedes retirar la piel de la zanahoria o conservarla para añadir más cantidad de fibra al batido. Selecciona la manzana de tu preferencia y retira el corazón de la misma.

Coloca todas las frutas en la licuadora, añade el agua y licúa todos los ingredientes a máxima potencia hasta obtener un batido suave y homogéneo.

Sírvelo junto con el hielo y ¡a disfrutar!

Beneficios para la salud

El pomelo, también conocido como toronja, es el fruto de un árbol alto conocido como *Citrus paradis*. Este fruto contiene grandes cantidades de flavonoides y terpenos y otra variedad de sustancias químicas a las que se atribuye sus beneficios a la salud.

La toronja es una fruta baja en calorías, pero muy nutritiva. Aporta vitaminas A, C, folatos y tiamina, contiene fibra y minerales como potasio y magnesio.

La toronja o pomelo contiene antioxidantes como la naringenina y la naringina, los cuales se ha demostrado que ayuda a proteger al hígado de lesiones.

Las investigaciones afirman, que los efectos protectores de esta fruta ocurren debido a que los antioxidantes previenen el daño celular, mientras que reducen la inflamación.

Otros estudios, también han mostrado que los antioxidantes de la toronja, ayudan a disminuir el desarrollo de la fibrosis hepática. Este beneficio podría ayudar a las personas con hígado graso en etapas avanzadas donde la inflamación crónica produce tejido cicatricial en el hígado.

Un estudio realizado en ratones mostró que luego de una dieta alta en naringenina, la cantidad de grasa en el hígado se redujo. Simultáneamente aumentó la cantidad de enzimas requeridas para quemar grasa.

Además, la toronja contiene una sustancia conocida como nootkatona, una sustancia que puede ayudar a controlar la obesidad y mejorar el metabolismo.

También el pomelo contribuye con la salud del hígado, debido a que regula las grasas en la sangre ayudando a reducir el colesterol malo o LDL y el colesterol total.

Los estudios sobre los componentes de la toronja arrojan resultados muy favorables para la salud del hígado. Consumir pomelo regularmente te ayudará a cuidar tu hígado en conjunto con las indicaciones de tu médico obtendrás buenos resultados en revertir el hígado graso.

Otros beneficios para la salud:

- Promueve el funcionamiento del sistema inmunológico.
- Ayuda a regular el apetito.
- Facilita la pérdida de peso.
- Podría prevenir la resistencia a la insulina y reducir el riesgo de diabetes tipo 2.
- Ayuda a mejorar la salud cardiovascular.
- Reduce el riesgo de cálculos renales.

¡Advertencias!

Aunque para la mayoría de las personas la toronja es una fruta totalmente inofensiva, para personas que se encuentran tomando medicamentos puede ocasionar interacciones medicamentosas.

Lo que ocurre es que nuestro cuerpo utiliza una enzima conocida como citocromo P450 para metabolizar y luego eliminar del cuerpo algunos medicamentos. No obstante, la toronja puede bloquear la acción de esta enzima impidiendo que descomponga apropiadamente los medicamentos.

Esto puede ocasionar sobredosis medicamentosa y mayor riesgo de efectos secundarios o efectos adversos por los medicamentos.

Consulta antes con tu médico si te encuentras tomando cualquiera de los siguientes tratamientos médicos:

- Inmunosupresores.
- Estatinas (algunas).
- Indinavir.
- Carbamazepina.
- Benzodiazepinas.
- Bloqueadores de los canales de calcio.

Por otro lado, es posible que el ácido cítrico de las frutas cítricas como la toronja, erosiona el esmalte dental, especialmente si lo comes en exceso. Si tienes dientes sensibles, evita consumir frutas ácidas.

Ensalada mediterránea de atún. Un suculento platillo que cuida tu corazón e hígado.

Esta ensalada de atún griega es una sencilla y clásica manera de disfrutar los exquisitos y saludables sabores del Mediterráneo.

Información nutricional:

- Calorías: 101 calorías por porción.
- Grasas totales: 5,1 g

- Carbohidratos: 3 g
- Proteína: 10 g
- Fibra: 1 g
- Porciones: 8 porciones.

Ingredientes:

- 10 onzas de atún blanco enlatado asegúrate que esté envasado en agua (esto equivale a 290 g aproximados).
- 6 tazas de espinacas empacadas tiernas.
- 1 taza de tomates picados, esto puede equivaler a 1 tomate grande.
- ½ taza de cebolla morada picada (puede ser alrededor de ½ cebolla mediana picada).
- ½ lata de tomates sin sal cortados en cuadritos pequeños.
- 1 taza de pepino (1 pepino mediano aproximadamente). Pícalo y quítale la piel.
- ¼ taza de queso feta desmenuzado (bajo en grasa).
- 2 cucharadas de aceite de oliva.
- 1 cucharada de jugo de limón.
- 2 cucharadas de vinagre de cidra.
- 1 cucharadita de orégano seco.

Preparación:

Prepara todos los ingredientes. Escurre el agua del atún enlatado. Lava y pica los vegetales.

En un recipiente grande combina el atún, los tomates, la cebolla, las espinacas, el pepino y el queso feta.

Añade en otro recipiente los ingredientes para el aderezo. Mezcla el vinagre con el jugo de limón, añade el orégano y el aceite de oliva. Revuelve la mezcla para combinar los ingredientes.

Agrega la mezcla del aderezo sobre el recipiente grande con el resto de los ingredientes y revuelve hasta que toda la ensalada esté impregnada del aderezo.

Sirve tu ensalada y ¡A comer!

Recomendaciones

Siempre es mejor opción utilizar vegetales naturales, pero, en caso que necesites utilizar enlatados, revisa cuidadosamente las etiquetas antes de comprarlos. Asegúrate de elegir siempre las opciones bajas en sodio y enlatados en agua. No olvides escurrir y lavar bien los alimentos enlatados al sacarlos de la lata.

Si dispones de suficiente tiempo, en lugar de utilizar atún enlatado, puedes preparar a la plancha atún natural y agregarlo a la ensalada.

Beneficios para la salud

Atún

Los pescados como el atún, son muy ricos en ácidos grasos omega-3, los cuales son grasas muy saludables que nuestro cuerpo utiliza para reducir la inflamación. También, el omega-3 es popular por mejorar la salud cardiovascular y prevenir el riesgo de problemas cardiacos.

Además, el atún es una fuente extraordinaria de vitamina B12, la cual contribuye en la formación del ADN y previene enfermedades como la anemia. El atún también aporta potasio, selenio y yodo.

Aunque la mayor parte de la vitamina D la obtenemos a través de la exposición a la luz solar, el atún es una de las mejores fuentes alimenticias para obtener vitamina D.

Un estudio encontró que las grasas del atún, también tienen un importante efecto al reducir la grasa del hígado y los triglicéridos. Este análisis señaló, que las personas con enfermedad de hígado graso no alcohólico podrían verse muy beneficiadas al incluir pescados como parte de su dieta.

Sin embargo, es importante aclarar que este efecto protector hepático, es exclusivo del omega-3. Por el contrario, tener una dieta rica en omega-6 (encontrado en varios aceites vegetales), podría causar el efecto contrario y perjudicar la salud del hígado.

Otros beneficios de salud

Tiene un efecto positivo en la salud ocular, reduciendo el riesgo de desarrollar ojo seco. También podría mejorar la salud de la retina.

Reduce el riesgo de desarrollar cáncer al ralentizar el crecimiento de células tumorales.

Apoya la pérdida de peso por ser bajo en calorías. También mantiene la saciedad por más tiempo debido a su elevado contenido de proteínas.

¡Advertencias!

Particularmente el atún, podría contener un elevado contenido de mercurio. Se recomienda a las mujeres embarazadas y los niños pequeños, recibir orientación médica antes de consumir atún de forma regular en su dieta.

La FDA (U.S. Food and Drug Administration), recomienda consumir alrededor de 2 o 3 porciones de atún ligero a la semana y tan solo 1 porción de atún blanco debido a su elevado contenido de mercurio.

Ahora bien, este mismo beneficio protector en la salud del hígado lo puedes obtener de otros pescados como por ejemplo las sardinas, el salmón, la caballa, el pescado azul, entre otras.

Jugo de remolacha, pepino y piña, cuida hígado y toda tu salud

Con esta bebida refrescante disfrutarás de un sabor fresco y natural, aprovechando su gran poder antioxidante. Una manera sencilla de incluir más vegetales en tu dieta.

Información nutricional:

- Calorías: 140 calorías.
- Grasa: 0,25 g
- Carbohidratos: 35 g
- Proteína: 3 g
- Fibra: 9 g
- Porciones: 1 porción.

Ingredientes:

- 1 remolacha mediana.

- 1/2 pepino.
- 1 taza de piña en trozos.
- 1 taza de agua.
- Hielo.

Preparación:

Lava muy bien la remolacha. Corta la parte superior de la remolacha y debes frotarla con agua y un cepillo de verduras lo suficientemente rígido para eliminar toda la suciedad sin raspar demasiado la remolacha. Quita la piel de la remolacha.

Lava el pepino y retira la cáscara. En caso de que el pepino esté encerado, debes retirar la cera pelándose.

Retira la piel de la piña y pícala en trozos. Evita utilizar frutas enlatadas, pero en caso de tener que hacerlo busca la opción más saludable, sin azúcares añadidas y enlatados en agua o en su propio jugo.

Coloca todos los ingredientes en la licuadora y vas a licuarlos durante algunos segundos hasta obtener una mezcla homogénea y con una textura suave.

Sirve el jugo y disfruta.

Recomendaciones:

Puedes personalizar tu jugo realizando algunas variaciones, por ejemplo, puedes combinar tus remolachas con jugo de zanahoria. Si buscas un sabor diferente, puedes colocarle jengibre, menta o un poco de jugo de limón o naranja.

No es recomendable mantener el jugo refrigerado durante más de 2 días. Intenta siempre tomarlo fresco.

Beneficios para tu salud

Las remolachas contienen vitamina C, vitamina A, folatos y minerales como el potasio.

El jugo de remolacha contiene gran cantidad de nutrientes, además, es rico en nitratos y antioxidantes como las betalaínas, las cuales ayudan a mejorar la salud del corazón y también, reducen el daño oxidativo y la inflamación.

Varios estudios han evaluado la efectividad de las remolachas para revertir el hígado graso. Por ejemplo, algunos estudios en animales mostraron que el tomar jugo de remolacha ayuda a disminuir el daño oxidativo en las células del hígado y también reduce su inflamación.

Es decir, las remolachas protegen al hígado del daño oxidativo y reducen su inflamación, simultáneamente incrementan las enzimas desintoxicantes.

Por otro lado, las remolachas contienen óxido nítrico el cual mejora el flujo sanguíneo hacia los músculos. El jugo de remolacha te ayudará a tener mayor resistencia cuando hagas ejercicios mejorando tu rendimiento.

Otros beneficios de salud

- Previene enfermedades del corazón y accidentes cerebrovasculares.
- Ayuda a reducir la presión arterial y ensanchar los vasos sanguíneos debido a su alto contenido en nitratos.

- Estimula el sistema inmunológico.
- Mejora la función del sistema digestivo mejorando la digestión y reduciendo el riesgo de estreñimiento.

¡Advertencias!

Aunque las remolachas son vegetales muy saludables, debes tener en cuenta que también contienen gran cantidad de oxalatos, una sustancia que aumenta el riesgo de tener cálculos renales.

Si has tenido cálculos renales, es recomendable evitar comer remolachas en exceso ya que, aumentará tu riesgo a desarrollar nuevos cálculos.

El oxalato, además, podría contribuir a la gota, un tipo de artritis que puede causar dolor e hinchazón en las articulaciones. Si tienes riesgo elevado de gota, consume remolachas con moderación.

Por otro lado, comer o beber remolachas, podría hacer que tus heces se vuelvan de color rojo. Aunque esto es totalmente inofensivo, es posible que puedas preocuparte debido a su parecido con la sangre. Esto se debe al pigmento rojo característico de las remolachas.

Tostada de pollo y frijoles negros una bomba nutricional que cuida tu corazón y tu hígado

Con este delicioso platillo al estilo Tex-Mex, podrás disfrutar de una explosión de sabores mientras reducen tu colesterol y triglicéridos. Sin duda tu hígado será muy feliz.

Información nutricional:

- Calorías: 280 calorías por porción.
- Grasa total: 8 g
- Carbohidratos totales: 37 g
- Proteína: 17 g
- Fibra: 9 g
- Porciones: 4 porciones.

Ingredientes:

Crema de aguacate

- 1 aguacate pequeño (sin hueso, sin piel y cortado a la mitad).
- 1/4 taza de crema agria baja en grasa.
- 1 cucharada de cilantro fresco picado finalmente. También puedes utilizar cilantro seco desmoronado (1 cucharadita).
- 1 cucharadita de jugo de lima.
- ½ cucharadita de miel (opcional).
- 2 cucharadas de agua fría.

Frijoles negros

- 1 lata de 15.5 onzas de frijoles negros (equivale a 430 gramos).
- 1/2 cucharadita de jugo de lima.
- 1/2 cucharadita de aceite de oliva (también puedes usar maíz o aceite de canola).
- 1 cucharada de cilantro fresco o 1 cucharadita de cilantro seco molido.

Pollo Tostada:

- 4 onzas (113 g aproximadamente) de pollo asado sin piel ni huesos. Retira toda la grasa visible y desmenúzalo.
- Aceite en aerosol.
- 1/4 taza de cilantro fresco picadito.
- 4 tortillas integrales (de 6 pulgadas o 3 centímetros aproximadamente).

Salsa

- 4 onzas o 113 g de pollo asado deshuesado y sin piel ni grasa visible. Desmenuzado.
- 1/2 taza de maíz fresco. Puede ser congelado o cortado del elote. También puedes utilizar maíz enlatado sin sal añadida.
- 1 tomate Roma de tamaño mediano cortado en cubitos.
- 3 cucharadas de cebolla morada picada finamente.
- 1 chile jalapeño fresco picado. Sin semillas ni venas.
- 1 diente de ajo mediano picado. También puedes utilizar 3/4 cucharadita de ajo picado o ajo en polvo seco.
- Pimienta al gusto (opcional).

Preparación:

Inicia precalentando el horno a 400 ° F o 205 ° C. Cubre con papel aluminio un recipiente grande apto para hornear y rocía ligeramente el aceite en aerosol.

Toma las tortillas y colócalas en la charola para hornear. Ligeramente rocía cada una de las tortillas con el aceite en aerosol y pínchalas con un tenedor varias veces. Esto evitará que se inflen durante la cocción. Colócalos en el horno y asa de 5 a 6 minutos cada lado de las tortillas o hasta que adquiera un color dorado.

Mientras asas las tortillas, coloca en el procesador de alimento o en la licuadora los frijoles negros y enciende a una potencia moderada para conseguir que los frijoles se vuelvan una pasta suave.

En un tazón mediano o una bolsa de plástico que sea resellable preferiblemente, coloca los ingredientes para la Crema de aguacate y vas a aplastarlos con un tenedor. Puedes también aplastarlos con la parte de atrás de una cuchara o también, puedes utilizar tus manos. El objetivo es obtener una mezcla cremosa de los ingredientes combinados.

En otro tazón mediano combina los ingredientes de la Salsa.

Para montar las tortillas comienzan untando alrededor de 2 cucharadas de la mezcla de frijoles sobre cada una de las tortillas, extiende la mezcla para cubrir completamente la superficie de toda la tortilla. Coloca encima de la crema de frijoles el pollo, luego añade la salsa y por último la crema de aguacate.

Sirve las tortillas decorando con el cilantro ¡A comer!

Recomendaciones:

Siempre la mejor opción es utilizar todos los ingredientes naturales. No obstante, si decides utilizar enlatados asegúrate de leer cuidadosamente la etiqueta y seleccionar aquellos que sean bajos en sodio y enlatados en agua. Antes de usar, recuerda escurrirlos y lavarlos bien.

Puedes preparar tus propios frijoles negros en casa. Para ello debes dejarlos en remojo durante 24 horas o una noche antes de cocinarlos. Reemplaza el agua de remojo con agua fresca y debes cocinarlos hasta que estén suaves y blandos.

Al momento de seleccionar las tortillas busca la opción con más porcentaje de fibra e ingredientes integrales. También asegúrate que no contenga azúcares añadidas. Es la opción más saludable.

Beneficios para la salud

Legumbres

Las legumbres son un tipo de vegetales súper nutritivos ampliamente consumidos alrededor del mundo. De hecho, se estima que existen alrededor de 16.000 tipos distintos de legumbres.

Cada tipo de legumbres aporta grandes beneficios de salud. En particular, los frijoles negros contienen proteínas, carbohidratos, fibra, hierro, calcio, ácido fólico, magnesio, potasio, entre otros. Además, son muy bajos en calorías y grasas.

Las legumbres no tienen colesterol, pero contienen casi la misma cantidad de calcio que un vaso de leche. Si además de cuidar tu hígado, buscas mejorar las grasas en tu sangre, las legumbres son una buena opción.

Un estudio, señaló que una mayor ingesta de legumbres como frijoles, lentejas y guisantes, está asociada con un menor riesgo de enfermedad por hígado graso.

Dado que las legumbres son ricas en fibra y proteínas vegetales, es posible que ayuden a mejorar el hígado graso.

Otros beneficios de salud de las legumbres:

- Mejora el control del azúcar en la sangre previniendo la diabetes tipo 2.
- Regula el colesterol y los triglicéridos.
- Ayuda a reducir la presión arterial.
- Mantiene la saciedad por más tiempo, por lo que puede ayudarte a controlar el peso corporal.
- Reduce el riesgo de enfermedad cardíaca.

Pollo

El pollo es una rica fuente de proteínas que los músculos y el sistema inmunológico necesitan para mantenerse saludables. Además, comer proteínas te ayuda a sentirte lleno por más tiempo. Sin embargo, el pollo también es una proteína magra, por lo que, en comparación con las carnes rojas, tiene menos calorías y grasas saturadas por porción.

Estas características hacen del pollo una buena opción para incluir proteínas animales en la dieta mientras cuidas tu hígado graso. Solo limpia muy bien las grasas visibles y elige métodos de cocción bajos en grasa.

Otros beneficios de salud del pollo

- Fortalece los músculos y los huesos ya que es una gran fuente de aminoácidos.
- Mantiene la saciedad por más tiempo ayudándote a perder peso.

- Podría mejorar el estado de ánimo debido al aminoácido triptófano que mejora la cantidad de serotonina en nuestro cuerpo (la hormona que nos hace sentir bien).

Aguacate

Gracias a que el aguacate o palta es rico en grasas saludables, algunos estudios sugieren que en conjunto con las sustancias químicas que contiene, podría retardar el daño en el hígado.

Además, el aguacate es rico en fibra lo que mejora la función intestinal y además, podría reducir la inflamación y regular al sistema inmunológico.

Otros beneficios de salud del aguacate

- Protege contra enfermedades cardiacas y cardiovasculares.
- Reduce el riesgo de depresión.
- Ayuda a regular el colesterol y triglicéridos.
- Mejora la visión.
- Previene la osteoporosis.

Snack de yogur y frutas, sencillo y nutritivo mientras mejora tu salud

Tan solo 3 ingredientes. Una sencilla receta que puedes tener lista solo en minutos. Ideal para refrigerios o desayunos rápidos, pero conservando el objetivo de cuidar tu hígado.

Información nutricional:

- Calorías: 194 calorías por porción.
- Grasa total: 0,5 g
- Carbohidratos totales: 42 g
- Proteína: 9 g
- Fibra: 3 g
- Porciones: 4 porciones.

Ingredientes:

- 2 tazas de uvas rojas o verdes (de acuerdo a tus preferencias).
- 2 plátanos o bananas medianas picadas en rodajas (alrededor de 2 tazas).
- 1 manzana mediana, verde o roja (retira el corazón y córtala en rodajas finas).
- 1 taza y 1/2 de yogur griego natural (sin grasa).
- 1 cucharadita de extracto de vainilla.
- 1 cucharada de miel (opcional).

Preparación:

Quita la cáscara de las bananas y córtalas en rodajas. Lava las manzanas y vas a prepararlas conservando la piel, retira el centro con sus semillas.

En otro tazón, mezcla el yogur con la miel y el extracto de vainilla hasta que se integren los sabores.

Sirve junto con las frutas y ¡A disfrutar!

Recomendaciones:

El yogur griego tiene una consistencia más espesa que el yogur regular, lo cual lo convierte en una gran opción para este platillo. Sin embargo, si quieres sustituir este yogur por el yogur natural, asegúrate que sea bajo en grasas y considera que tendrás una experiencia menos cremosa.

Al momento de comprar el yogur, revisa que no contenga azúcares agregados. La mayoría de los yogures aromatizados que se venden regularmente en el mercado incluyen azúcares u otras sustancias poco saludables. La mejor opción es preparar tus propios yogures aromatizados en casa.

Para darle un toque de dulzura adicional, puedes mezclar tus frutas favoritas junto con el yogur.

Prueba agregando una pizca de canela en lugar de extracto de vainilla para obtener más variedad de sabores.

También puedes agregar algunos frutos secos para disfrutar tu tazón de frutas y yogur.

Beneficios para la salud

Yogur

El yogur bajo en grasa, tiene grandes cantidades de calcio y vitamina D, además contiene probióticos que pueden mejorar tu función intestinal. Algunas bacterias que viven normalmente en nuestros intestinos pueden influir en el desarrollo de la enfermedad de hígado graso. Algunos estudios sugieren que los probióticos del yogur pueden contribuir a modificar la microbiota intestinal que influye en el desarrollo del hígado graso.

Otros estudios también afirman que los lácteos son ricos en proteína de suero y esta, puede proteger al hígado de tener un daño mayor.

Otros beneficios del yogur

- Podría fortalecer el sistema inmunológico.
- Previene la osteoporosis.
- Ayuda a regular el colesterol en la sangre y mejora la salud del corazón.
- Promueve el control del peso corporal.

Uvas

La uva es una fruta rica en nutrientes, tiene grandes cantidades de vitamina C y vitamina K. Además, contiene sustancias beneficiosas para la salud como por ejemplo el resveratrol. Comer uvas o beber jugo de uvas, podría ayudar a reducir la inflamación y a aumentar los niveles de antioxidantes previniendo el daño celular.

Para combatir el hígado graso y evitar la cirrosis, reducir el daño celular y controlar la inflamación, es fundamental para obtener mejoría.

Algunos estudios en humanos muestran que el consumo regular de uvas, podría mejorar la función del hígado en personas con enfermedad de hígado graso no alcohólico.

Otros beneficios de salud de las uvas:

- Podrían prevenir el desarrollo de ciertos tipos de cáncer.
- Ayuda a reducir la presión arterial alta.
- Contribuye a la reducción del colesterol malo.
- Ayuda a regular el azúcar en la sangre.
- Sus compuestos podrían beneficiar la salud ocular.
- Mejoran el estado de ánimo.
- Mejoran las funciones cognitivas como la memoria y la atención.

- Podría mejorar la salud ósea.
- Promueve la longevidad al ralentizar el envejecimiento.

CAPÍTULO 9. REMEDIOS CON PLANTAS MEDICINALES

Las enfermedades que afectan el hígado como el caso de la enfermedad del hígado graso, puede evolucionar y ocasionar graves complicaciones de salud. De hecho, en el mundo se registran alrededor de 2 millones de muertes anuales debido a problemas asociados con el hígado.

Sin embargo, desde hace miles de años, las plantas han sido utilizadas por diversas culturas como tratamiento natural para mejorar la salud. El hígado, no es la excepción.

El tratamiento con plantas medicinales para diversos problemas de hígado es muy común. Se estima que en Europa y en los Estados Unidos, alrededor del 65% de las personas con enfermedades hepáticas recurren al uso de suplementos a base de hierbas y plantas medicinales como tratamiento alternativo.

Si combinas estos tratamientos naturales, junto con las indicaciones de tu médico, podrás revertir efectivamente el hígado graso y evitar la cirrosis.

Nota: A pesar de los estudios que expondremos a continuación, algunas de las plantas aquí señaladas podrían perjudicar la salud en personas con determinados problemas hepáticos.

En este capítulo conocerás las plantas más utilizadas para mejorar la salud del hígado.

Bebe 2 tazas de café al día para aumentar tu energía y proteger tu hígado

El café es una bebida muy común obtenida a partir de una planta conocida como cafeto perteneciente al género Coffea. Esta planta es familia de las rubiáceas. El café específicamente, se obtiene de las semillas de las cerezas de estos arbustos.

Aunque no está claro el origen del café, diversas teorías coinciden que es una planta proveniente de Etiopía y comenzó a extenderse hasta convertirse en una planta sumamente popular. De hecho, se estima que hoy día se beben alrededor de 2.250 millones de tazas de café al día a nivel mundial. Aunque desde hace cientos de años el café es conocido por aportar ese característico subidón de energía, hoy día sabemos que tiene también impresionantes beneficios para la salud. El café es rico en nutrientes como la riboflavina o vitamina B2, pero también contiene vitamina B3, y minerales como magnesio, potasio entre otros.

Beneficios para la salud

Mejora la salud del hígado

No cabe duda que el café es una de las mejores bebidas que debes tomar si deseas mejorar la salud de tu hígado. Recientes estudios demuestran que el café tiene asombrosos efectos protectores contra las enfermedades del hígado. Incluso pueden ayudar a mejorar aquellos problemas hepáticos que ya existan.

Algunos estudios han demostrado reiteradamente que beber café contribuye a reducir el riesgo de cirrosis o daño permanente en el hígado de las personas que ya tienen algún tipo de problema crónico hepático. Otros estudios también han demostrado que el café es capaz de reducir el riesgo a desarrollar cáncer de hígado, y además puede ayudar a disminuir la inflamación en este órgano. De hecho, de acuerdo con un estudio italiano, el consumo de café podría disminuir el riesgo de cáncer de hígado hasta en un 40%.

Las investigaciones actuales, además, han señalado que beber café está asociado a un menor riesgo de muerte entre las personas que tienen enfermedades hepáticas crónicas. Algunos científicos coinciden que los beneficios que aporta el café podrían ocurrir debido a su capacidad de prevenir la acumulación de colágeno y grasa en el hígado. La grasa y el colágeno se consideran marcadores de la enfermedad del hígado. Por otro lado, el café ayuda a reducir la inflamación mientras incrementa los niveles del glutatión antioxidante. Recordemos que el café es rico en antioxidantes, los cuales neutralizan los radicales libres capaces de ocasionar daños en las células del cuerpo.

Te ayuda a perder peso

El café contiene una sustancia conocida como cafeína, la cual además de llenarte de energía, es una de las pocas sustancias naturales con efectos demostrados en la pérdida de grasa. Cuando bebes café, la cafeína hace que tu metabolismo se acelere entre un 3 a un 11%. Otros estudios muestran que la cafeína aumenta específicamente la quema de grasa en personas obesas en un 10%. Así que tomar una taza de café antes de hacer ejercicio además de hacerte perder más grasa, aumentará tu resistencia.

Otros beneficios de salud

- Ayuda a regular el azúcar en la sangre. Reduce el riesgo de diabetes tipo 2.
- Previene enfermedades neurodegenerativas como la demencia, el Alzheimer y el Parkinson. Las personas que beben café tienen 65% menos riesgo de tener estas enfermedades.
- Combate la depresión y mejora el estado de ánimo.
- Puede reducir el riesgo de accidentes cerebrovasculares.
- Mejora las funciones cognitivas.

¿Cómo tomarlo?

Existen muchísimas maneras de preparar café. Cualquiera de los métodos que prefieras de preparación, aportarán los mismos beneficios de salud. Veamos algunos métodos de preparación:

Café moka (greca, moka pot o cafetera italiana)

Llena la base de la greca con agua fría hasta el nivel indicado por la válvula.

Inserta el filtro del café y llénalo completamente con café molido sin prensar el polvo (no uses café instantáneo).

Asegúrate que tanto el filtro como la guarnición de goma se encuentren en su sitio y enrosca completamente las dos partes de la greca.

Coloca la moka sobre el juego a baja llama y espera hasta que todo el café suba y empiece a burbujear.

Antes de servirlo en la taza, mezcla el café con una cuchara.

Café filtro

Durante algunos minutos lleva la jarra con agua caliente para calentarla. Esto ayudará a conservar caliente el café.

Necesitarás alrededor de 7 a 8 gramos de café (1 cucharada llena) por cada 2 tazas de agua (cada una entre 100 a 150 ml). La intensidad de café puedes obtenerla añadiendo más o menos agua de acuerdo a tu gusto.

Coloca el filtro nuevo en el recipiente y añade el café sobre este.

Si utilizas máquina de filtro, coloca la cantidad de agua correcta y enciéndela para extraer. En caso de utilizar filtro en Chemex, coloca a hervir el agua en la estufa o en un hervidor previamente.

Recomendaciones

Los beneficios del café sobre el hígado graso, son más efectivos cuando bebes alrededor de 2 o 3 tazas de café al día. No obstante, hay personas que pueden ser muy sensibles a la cafeína y tener efectos adversos al beber mucho café. Evita beber café en exceso.

No agregues azúcar a tu café. En su lugar utiliza edulcorantes de origen natural como la Stevia.

No agregues cremas artificiales. Ten siempre como primera opción beber el café negro, pero también puedes colocarle leche baja en grasa.

Prueba añadiendo sabores naturales a tu café como un poco de canela o algo de cacao natural sin azúcares agregados. Obtendrás una deliciosa y exótica experiencia.

Aunque con el café instantáneo obtienes los mismos beneficios que con el café molido. El café instantáneo contiene una sustancia conocida como acrilamida, la cual es potencialmente dañina.

Procura probar el café recién molido, mejora la aromaterapia y los sabores propios del café.

¡Advertencias!

Para la mayoría de las personas el consumo moderado del café (4 tazas de café diarios), es bastante inofensivo. Sin embargo, recordemos que el café contiene cafeína que en cantidades excesivas puede ocasionar nerviosismo, inquietud, malestar estomacal, insomnio, náuseas, vómitos, entre otros. De hecho, algunas personas pueden experimentar estos síntomas con pocas cantidades de cafeína.

Es posible, además, que beber café sin filtrar incrementa las cifras de colesterol y triglicéridos, por lo tanto, evita tomar demasiado café en otros tipos de preparaciones. Beber exceso de café podría causar dolor de cabeza, ansiedad, agitación, latidos cardíacos irregulares, entre otros. Las personas con problemas cardíacos, deben tener cuidado con el café.

Embarazo y lactancia. Es posiblemente seguro beber 3 o menos tazas de café durante este período. Sin embargo, debes consultar con tu médico antes de beber café durante estas etapas, ya que en algunos casos puede ser perjudicial.

Enfermedades y el café

- Las personas con ansiedad o con desorden bipolar, deben evitar el café, ya que podría empeorar los síntomas.
- En los trastornos hemorrágicos, es mejor evitar beber café debido a que puede empeorar la enfermedad.
- La cafeína del café incrementa la presión dentro del ojo, por lo que las personas con glaucoma deben ser cuidadosas.
- El exceso de café se ha asociado con adelgazamiento de los huesos en mujeres y casos de osteoartritis en hombres.

Interacciones con medicamentos

Consulte a su médico antes de tomar café si se encuentra tomando alguno de los siguientes fármacos:

- Efedrina.
- Adenosina.
- Alendronato.
- Quinolonas (ciprofloxacina, enoxacina, norfloxacina, entre otros).
- Clozapina.
- Dipiridamol.
- Litio.
- Fluvoxamina.

- Otros.

Toma 1 o 2 tazas de té de cúrcuma al día para desinflamar tu hígado

La cúrcuma es la raíz de una planta tropical de la familia de las zingiberáceas. También conocida como Curcuma longa, esta planta ubica sus orígenes en la India y en Asia, donde ha sido utilizada durante más de 5000 años.

Esta raíz es muy conocida por su sabor amargo y picante, así como por sus colores intensos. La cúrcuma hoy día es muy popular debido a su contenido de curcumina. Esta es una sustancia con grandes propiedades antioxidantes y antiinflamatorios que aportan a la cúrcuma importantes beneficios.

Beneficios para la salud

Gracias a la curcumina, la cúrcuma tiene potentes propiedades antioxidantes, antiinflamatorias y anticancerígenas.

También la cúrcuma aporta vitamina B3, B6, vitamina C y minerales como calcio, magnesio, potasio, zinc, entre otros.

De acuerdo con estudios realizados en humanos, la curcumina es capaz de reducir los marcadores asociados al daño hepático y marcadores inflamatorios. Además, también puede reducir el colesterol malo o LDL.

Por otro lado, la curcumina tiene importantes efectos antioxidantes capaces de neutralizar los radicales libres que pueden ocasionar daños en las células. Además, la curcumina puede aumentar la actividad de las enzimas antioxidantes propias del cuerpo.

Otros beneficios de salud

- Reduce el riesgo de enfermedades cerebrales ya que aumenta el factor neurotrófico derivado del cerebro. Esto se asocia a una mejor función cerebral.
- Podría reducir el riesgo de enfermedades cardíacas.
- Reduce el riesgo de desarrollar ciertos tipos de cáncer.
- Previene el Alzheimer.
- Mejora los síntomas de la artritis.
- Mejora el estado de ánimo y disminuye los síntomas de la depresión.
- Podría retrasar el envejecimiento.
- Ayuda a combatir enfermedades crónicas.
- Apoya al sistema inmunológico.

¿Cómo tomarlo?

La cúrcuma en su forma natural, puede utilizarse de varias maneras. Popularmente se utiliza como ingrediente en forma de especia para sazonar los alimentos. De hecho, la cúrcuma es la responsable de dar el color amarillo al curry. Puede ser un gran aliado en la cocina, ayuda a preparar los alimentos sin sal ya que aporta mucho sabor y color a las comidas.

Sin embargo, hay algunas situaciones que debes considerar para aprovechar los beneficios de la curcumina.

Aspectos a considerar

La cantidad de curcumina contenida en la cúrcuma es solo el 3% de su peso. Utilizarlo solo como sazonador puede no ser suficiente.

La curcumina no se absorbe muy bien en el torrente sanguíneo por sí sola. Por esta razón, los suplementos de curcumina suelen combinarse con piperina, que es una sustancia natural que aumenta la absorción de la curcumina hasta en un 2000%.

Otra manera de aprovechar los beneficios de la cúrcuma, es tomarlo en forma de té. Sigue las siguientes indicaciones:

Coloca a hervir unas 3 o 4 tazas de agua.

Agrega 2 cucharaditas de cúrcuma en polvo y revuelve. Si tienes cúrcuma natural, lava y machaca la raíz en un mortero. También puedes rallar la raíz.

Cocina la raíz o el polvo de cúrcuma a fuego lento durante unos 5 o 10 minutos. Las raíces naturales pueden tomar 5 minutos más de preparación.

En otro recipiente cuela el té y sírvelo en una taza.

Puedes agregar jugo de limón o jugo de naranja para darle más sabor.

¡Advertencias!

La mayoría de las personas que consumen cúrcuma, no presenta ningún efecto adverso, sin embargo, algunas personas han experimentado algunos efectos secundarios como aumento de la acidez estomacal, lo que puede causar úlceras digestivas.

También es posible que la cúrcuma produzca un efecto anticoagulante. Las personas próximas a tener una cirugía o que estén tomando anticoagulantes, deben tener cuidado antes de utilizar cúrcuma de forma regular.

Antes de tomar cúrcuma, consulta a tu médico si has tenido algunos de los siguientes problemas de salud:

- Obstrucción de las vías biliares.
- Úlceras estomacales.
- Diabetes.
- Inflamación de la vesícula biliar o cálculos biliares.

Interacción con los medicamentos

La curcumina puede intensificar el efecto de los medicamentos para reducir la presión arterial y para reducir el azúcar en la sangre. Esto puede ser peligroso, ya que puede hacer descender a niveles peligrosos la glucemia y la tensión arterial. Además, podría aumentar el riesgo de hemorragias en personas que toman anticoagulantes.

Embarazo. Algunos estudios sugieren que el uso de cúrcuma puede estimular las contracciones del útero y acelerar el parto. No hay suficiente evidencia que respalde este efecto, sin embargo, consulta con tu médico antes de utilizar cúrcuma o suplementos de curcumina durante el embarazo.

Astrágalo la exótica planta que reduce grasas en la sangre y en el hígado

También conocido como "huáng qí" o "milkvetch", se trata de una especie de planta popular en la medicina China con muchos beneficios a la salud. Existen más de 2000 especies distintas de astrágalo, aunque las más utilizadas son *Astragalus Membranaceus y Astragalus Astragalus Mongholicus.*

La raíz del astrágalo contiene diversos componentes naturales activos que aportan posibles beneficios. Especialmente el astrágalo es popular por reducir la inflamación y ayudar a fortalecer el sistema inmunológico.

Beneficios para la salud

El astrágalo es una planta rica en saponinas, flavonoides y polisacáridos, los cuales, tienen impresionantes propiedades terapéuticas.

Algunos estudios en animales, indican que el astrágalo es útil para proteger al hígado contra la fibrosis y el hígado graso no alcohólico, especialmente el inducido por una dieta alta en grasas. El astrágalo podría ralentizar la progresión de fibrosis hepática colestásica.

Otros estudios también han mostrado que el astrágalo puede ayudar a mejorar el hígado graso inducido por alcohol. Además, beber regularmente astrágalo puede ayudar a controlar el colesterol y a reducir los triglicéridos totales y hepáticos.

Otros beneficios de salud

- Mejora la función del sistema inmunológico.
- Mejora la función cardiaca especialmente en la insuficiencia cardíaca.
- Reduce los síntomas de la miocarditis.
- Contribuye a regular la azúcar en la sangre.
- Disminuye los síntomas de la alergia. Aumenta la resistencia y la energía.
- Tiene efectos antienvejecimiento.
- Mejora la función de la vesícula biliar.
- Podría contribuir a una mejor salud intestinal.

¿Cómo Tomarlo?

El astrágalo puede ser tomado en forma de suplemento o también puedes beberlo como té natural de la siguiente manera:

- Necesitarás una cucharadita de raíz de astrágalo seca. Colócala en una tetera.
- Añade 1 o 2 tazas de agua.
- Coloca a fuego lento la tetera hasta que empiece a hervir. La tetera debe estar tapada.
- Debes retirarla del fuego y dejar reposar durante 10 a 15 minutos.
- Cuela el té a través de un filtro.
- Puedes servirlo tanto caliente como frío.
- Como tintura, puedes tomar entre 3 a 6 ml al día.

¡Advertencias!

Aunque es bien tolerado, el astrágalo puede ocasionar efectos secundarios menores como secreción nasal, náuseas, diarrea, erupción cutánea y picazón.

El astrágalo puede ser administrado por vía intravenosa en preparaciones especiales indicadas por el médico. En estos casos, puede ocasionar latidos cardíacos irregulares, por esta razón, sólo puede ser administrada por un médico.

Embarazo y lactancia. No existe evidencia suficiente que señale el efecto del astrágalo sobre estas etapas. Por esta razón, se recomienda no utilizar suplementos de astrágalos ni beber sus infusiones sin previo consentimiento médico.

Enfermedades autoinmunes. El astrágalo potencia la función del sistema inmunológico, sin embargo, las personas con problemas autoinmunes, pueden incrementar los problemas asociados a este tipo de enfermedad. Evita consumir astrágalo si tienes esclerosis múltiple, artritis reumatoide, lupus, entre otras.

También se recomienda a las personas que estén en quimioterapias o que hayan tenido un trasplante, abstenerse de tomar astrágalo.

Si tienes alguna otra condición de salud, recuerda consultar con tu médico antes de tomar cualquier producto herbal.

Usa jengibre para revertir el hígado graso mientras adelgazas

El jengibre consiste en una planta con flores originada en el continente asiático. Es una de las mejores especias utilizadas actualmente a nivel mundial.

De la familia Zingiberaceae, se encuentra estrechamente relacionada con el cardamomo, la galanga y la cúrcuma.

La parte más utilizada de esta planta es el rizoma que es la parte subterránea del tallo, a menudo conocido como "raíz de jengibre".

Tiene infinidad de aplicaciones, ya que se puede utilizar como polvo seco, en jugos, fresco, en infusiones y hasta como parte de recetas culinarias.

Beneficios para la salud

El jengibre contiene vitaminas y minerales, así como una gran cantidad de sustancias químicas con acción antioxidante.

El jengibre es popular por ayudar a mejorar la digestión, reduce las náuseas y ayuda a combatir el resfriado común y la gripe.

Uno de los principales compuestos del jengibre es el gingerol, una sustancia con potente efecto antioxidante y antiinflamatorio.

Los estudios afirman que el uso del jengibre ofrece buenos efectos en la reducción de marcadores inflamatorios asociados con el daño del hígado. También disminuye la acumulación de grasa hepática.

Además del gingerol, el jengibre contiene shogaoles, los cuales ayudan a bloquear la inflamación mientras que protegen contra el daño celular. Adicionalmente, el jengibre protege al hígado de las toxinas del alcohol.

Por otro lado, varios estudios han mostrado que tomar jengibre en forma de infusión o suplementos, ayuda a reducir el peso corporal. Esto puede deberse a que el jengibre podría aumentar la capacidad del cuerpo de quemar calorías.

Otros beneficios de salud

- Mejora la osteoartritis.
- Disminuye los niveles de azúcar en la sangre.
- Reduce el riesgo de problemas cardíacos.
- Alivia la indigestión y es útil para tratar náuseas matutinas.
- Alivia el dolor menstrual.
- Mejora las cifras de colesterol.
- Podría prevenir algunos tipos de cáncer.
- Mejora la función cerebral mientras protege contra las enfermedades neurodegenerativas como el Alzheimer.
- Ayuda a combatir infecciones.

¿Cómo tomarlo?

La raíz de jengibre es una planta muy versátil y puedes usarla de diversas maneras. Puedes utilizarla como aderezo para tus comidas, incluirla en tus batidos y jugos, beber como té y hasta comerla cruda si te gusta el sabor picante.

Té de jengibre

Corta un trozo de jengibre fresco y lávalo. No hace falta pelarlo. Aproximadamente 2,5 cm de jengibre puede ser suficiente.

Tritura o aplasta el jengibre.

Coloca el jengibre junto dos tazas de agua y déjalas hervir. Cuando comience a hervir baja el fuego al mínimo y espera

10 minutos para que el agua se impregne del sabor del jengibre.

Transcurrido los 10 minutos, retíralo del fuego y cuela el té.

Sirve y ¡a disfrutar!

Recomendaciones:

Puedes combinar el té de jengibre con cúrcuma y obtener una bebida aún más saludable. Utiliza partes iguales de cada planta.

Si no dispones de mucho tiempo, puedes utilizar jengibre en polvo. Añade una cucharadita y media de jengibre rallado o molido a 350 ml de agua hirviendo.

También puedes agregar un poco de jugo de limón para darle un sabor más refrescante.

Evita refrigerarlo, es mejor tomarlo fresco.

¡Advertencias!

Algunas personas pueden desarrollar efectos secundarios leves luego de beber té de jengibre. Estos efectos secundarios son por lo general malestar digestivo como hinchazón, dolor abdominal, acidez y diarrea.

Además, las personas que estén tomando anticoagulantes o que tengan algún tipo de trastorno hemorrágico, deben tener cautela al tomar jengibre. Asimismo, las personas con diabetes o afecciones cardíacas deben consultar previamente con su médico antes de tomar jengibre de forma regular.

Embarazo y lactancia. Beber jengibre durante estas etapas, no ha demostrado ocasionar problemas en el bebé o en la madre. Puede ser seguro beber té de jengibre durante el embarazo y la lactancia. No obstante, debes consultar con tu médico antes de consumir jengibre o cualquier otro tratamiento natural.

Té verde una bebida que retrasa el envejecimiento al proteger tu hígado

El té verde es un tipo de infusión obtenida de la planta *Camellia sinensis*. Esta planta ha sido utilizada desde hace muchos años en la medicina tradicional china e india.

Existen muchos tipos de té verde en el mercado y todos gozan de los estupendos beneficios para la salud. Debido a que el té verde está hecho de hojas no oxidadas, de hecho, es el tipo de té menos procesado de esta planta. Por esta razón, el té verde contiene muchos más polifenoles y antioxidantes que otros tipos de té obtenidos de la misma planta.

Beneficios para la salud

El té verde contiene muchas sustancias naturales favorables para la salud. Sin embargo, la más popular es una catequina conocida como epigalocatequina-3-galato (EGCG). Esta catequina actúa como un antioxidante natural poderoso el cual previene el daño celular de los radicales libres en el cuerpo. Es gracias a estas catequinas que el té verde es popular por sus propiedades antienvejecimiento entre otros beneficios.

En el caso del hígado graso no alcohólico, estudios han demostrado que tomar extracto de té verde durante 90 días, reduce significativamente los marcadores de daño hepático (aspartato aminotransferasa o AST y ALT). Por otro lado, también se ha demostrado que beber té verde puede proteger al hígado de sufrir diversos problemas de salud como el cáncer de hígado, cirrosis, enfermedad hepática crónica y ¡por supuesto! Previene el hígado graso.

El té verde se asocia con cifras más bajas de colesterol LDL o colesterol malo.

Además, el té verde contiene entre un 2 a 4% de cafeína, por lo que es capaz de mejorar el estado de alerta y mejorar las funciones cognitivas mientras previene enfermedades como el Parkinson.

Otros beneficios de salud

- Mejora la función cerebral debido a sus acciones estimulantes.
- Podría aumentar la quema de grasa a través del aumento de la tasa metabólica.
- Mejora el rendimiento físico.
- Reduce el riesgo a desarrollar algunos tipos de cáncer debido a su gran cantidad de antioxidantes. Algunos de estos son el cáncer de mama, próstata y colorrectal.
- Protege al cerebro del envejecimiento y previene la demencia como el Alzheimer.

- Mejora la salud bucal ya que suprime el crecimiento de algunas bacterias. También reduce el mal aliento.
- Mejora la sensibilidad a la insulina mientras reduce el azúcar de la sangre. Podría prevenir la diabetes tipo 2.
- Previene enfermedades cardiovasculares.

¿Cómo *tomarlo*?

El té verde puedes encontrarlo en forma de hojas sueltas, en forma de bolsitas y como té verde matcha.

Para preparar té verde de bolsita basta seguir las instrucciones del empaque. Generalmente 1 bolsita se prepara en una taza de 240 ml y se deja en remojo durante 2 a 3 minutos.

Preparación de té verde con hojas sueltas

Calienta a hervir alrededor de 180 ml de agua a unos 77 a 80 °C (entre 170° a 176° F). Esto equivale a alrededor de 3/4 de taza de té.

Una vez que el agua hierva, colócale 1 cucharadita de hojas sueltas de té verde. Tapa el recipiente para evitar perder el vapor.

Deja reposar durante 1 a 2 minutos las hojas en el agua caliente, pero si te gusta un sabor más intenso puedes dejarlo remojar durante más tiempo. Intenta probarlo cada 10 segundos hasta obtener la intensidad adecuada para ti.

Cuela las hojas y escurre el té. Puedes añadir jugo de limón.

¡Advertencias!

La mayoría de las personas no presenta efectos secundarios con cantidades moderadas de té verde. Esto es alrededor de 8 tazas al día. Sin embargo, es posible que si se excede esta cantidad, se presenten efectos indeseados. También algunas personas más susceptibles al efecto de la cafeína pueden experimentar los siguientes efectos con menores cantidades de té verde.

Efectos secundarios: irritabilidad, ansiedad, nerviosismo, insomnio, malestar estomacal, náuseas.

Además, el té verde debe tomarse con cautela cuando se esté tomando anticoagulantes o analgésicos como la aspirina, ya que podría incrementar la probabilidad de desarrollar hemorragias.

Las personas con ansiedad, deben evitar beber o consumir té verde ya que, la cafeína podría empeorar los síntomas. Asimismo, las personas con anemia que tomen té verde podrían desarrollar un empeoramiento de la enfermedad.

Embarazo y lactancia. Algunos estudios han mostrado que beber más de 6 tazas de té verde al día podría estar asociado con problemas gestacionales. El té verde en exceso, podría aumentar el riesgo de aborto espontáneo y defectos de nacimiento asociados a bajos niveles de ácido fólico.

Durante la lactancia, puede ser seguro tomar 2 o 3 tazas al día. No obstante, en exceso puede ocasionar algunos inconvenientes en el bebé. La cafeína puede pasar a través de la leche materna y ocasionar en el bebé irritabilidad, problemas para dormir y aumento de la actividad intestinal.

Consulta con tu médico si te encuentras tomando alguna medicación o si tienes alguna enfermedad antes de hacer parte de tu dieta diaria el té verde.

Incluye Nopal en tus comidas para curar la resaca

El nopal se trata de un cactus popular en México y en las regiones surestes de los Estados Unidos. También conocida como Opuntia ficus-indica, es utilizado como comestible en diversas recetas.

El nopal contiene gran cantidad de fibra soluble y vitaminas, especialmente la vitamina C. También tiene vitamina A y vitamina K así como algunos gramos de proteínas.

El nopal además contiene minerales como el calcio y muchos antioxidantes como los carotenoides, los cuales pueden proteger las células del daño oxidativo.

Algunos científicos piensan que el nopal o tuna, ha sido surgido como consecuencia de un cruce entre sandía y *Manilkara Zapota* un tipo de árbol.

A menudo, las almohadillas y los tallos planos de esta planta son llamados nopalitos o nopales.

Beneficios para la salud

Estudios han mostrado que las sustancias encontradas en el nopal, pueden cuidar tu hígado y reducir la resaca.

Un estudio mostró que el extracto de nopal contribuye a normalizar las cifras de las enzimas y el colesterol.

Pero eso no es todo, otro estudio mostró que consumir nopal ayuda a reducir el hígado graso gracias a que aumenta la oxidación de los ácidos grasos reduciendo el estrés oxidativo. El mismo estudio mostró que el nopal mejora también la función del hígado.

El extracto de nopal se ha demostrado efectivo para actuar sobre la salud y reducir la inflamación en el hígado después de beber alcohol. Como resultado los síntomas de la resaca como sequedad en la boca, falta de apetito y las náuseas disminuyen. Este efecto es mucho más efectivo si comes nopal antes de beber alcohol.

Aunque si quieres revertir el hígado graso, lo ideal es que dejes las bebidas alcohólicas por completo y no busques probar este efecto.

Ayuda a reducir el colesterol

Los investigadores han señalado que el nopal puede contribuir a reducir significativamente el colesterol malo o colesterol LDL. De hecho, tiene menos efectos secundarios que los medicamentos tradicionalmente utilizados para bajar el colesterol.

Contribuye a reducir el agrandamiento de la próstata

El agrandamiento de la próstata se llama hiperplasia prostática benigna. Las primeras investigaciones sobre los beneficios del nopal, señalaron que las sustancias químicas pueden reducir el agrandamiento prostático. De hecho, podría prevenir el desarrollo de cáncer prostático.

Otros beneficios para la salud

El nopal como desayuno puede ayudar a prevenir o controlar la diabetes ya que ayuda a regular el azúcar en la sangre.

Podría contribuir a retardar el envejecimiento y prevenir el cáncer.

Gracias a sus antioxidantes, tiene efectos antiinflamatorios.

Todavía quedan muchas interrogantes acerca del nopal y se necesitan más investigaciones para confiar plenamente en sus efectos. No obstante, podría ser un buen aliado para combatir el hígado graso.

¿Cómo tomarlo?

Muchas personas agregan nopal en sus comidas, también pueden ser utilizadas para jugos o batidos.

El nopal puede consumirse cocido, asado o incluso crudo. Puedes hervirlo y licuarlo para obtener un jugo que puedas combinar con tus frutas preferidas.

Asegúrate de colarlo antes de usar, ya que contiene algunas semillas duras que pueden ser muy molestas de tomar.

Si cultivas tu propio nopal, ten cuidado de quitar las espinas y la piel antes de utilizarlo.

Enjuaga muy bien para eliminar la baba que suelen tener en la superficie antes de añadirlo a tus comidas.

Puedes saltear el nopal cortado en forma de cubos con ajo, cebollas, tomates y jalapeños. Adereza con aceite de oliva para obtener una suculenta ensalada de nopales frescos.

Los nopales son una buena opción para agregar en tacos veganos o en tus huevos revueltos.

Como ves hay muchas maneras de añadir nopal a tus comidas para obtener sus beneficios.

¡Advertencias!

Algunos de los efectos secundarios que pueden ocurrir al comer nopal son diarrea, náuseas, hinchazón, dolor de cabeza y diarrea.

Generalmente, se considera seguro su consumo. No obstante, si notas alguno de estos síntomas luego de comer nopal, quizá esta no sea la mejor opción para ti.

Diabetes. Aunque podría contribuir a regular el nivel de azúcar en la sangre, algunas personas podrían tener efectos indeseados cuando se está tomando medicamentos antidiabéticos. Sé cauteloso y consulta con tu médico antes de tomar suplementos de nopal.

Algunos estudios afirman que el nopal crudo puede contener Escherichia coli y Salmonella. Estas bacterias se asocian a infecciones graves. Por esta razón se recomienda consumir nopal adquirido de fuentes confiables y que hayan sido sometidos a procesos de pasteurización.

Embarazo y lactancia. No existen estudios suficientes que identifiquen la seguridad durante el embarazo y la lactancia. No se recomienda tomar suplementos de nopal durante estas etapas.

Es importante recordar que, pese a los beneficios de salud que pueda ofrecer el nopal, es importante resaltar que todavía falta mucha investigación sobre los efectos adversos y posibles interacciones con los medicamentos.

Si te encuentras tomando algún tratamiento médico o tienes alguna condición crónica u otro tipo de problema de salud, consulta con tu médico antes de consumir nopal en grandes cantidades.

CAPÍTULO 10. SUPLEMENTOS

Aunque es una definición obvia, los suplementos, son un complemento que se adiciona al tratamiento convencional para reforzar o aumentar su efectividad. El objetivo es mejorar los resultados y promover una buena salud.

Los suplementos son buenas herramientas para combatir el hígado graso y evitar la cirrosis. Sin embargo, el uso de suplementos debe ser supervisado por un médico ya que, algunos de estos pueden interactuar con otros medicamentos que estés tomando.

En este capítulo conocerás los suplementos para el hígado graso con mayor interés científico. Ten en cuenta que los resultados pueden ser algo variables, pero, en definitiva, aportarán un impulso positivo en el tratamiento del hígado graso.

Vitamina E el antioxidante que embellece la piel mientras alivia el hígado graso

La vitamina E, forma parte del grupo de vitaminas liposolubles, es decir que se disuelve en grasa. Esta vitamina se encuentra en muchos alimentos como las verduras, algunos cereales, los huevos, las frutas, entre otras.

¿Para qué sirve la vitamina E?

Gracias a que es un antioxidante, la vitamina E puede contribuir a proteger las células del cuerpo del daño. Algunas investigaciones han señalado que el uso de vitamina E puede contribuir a prevenir algunas enfermedades degenerativas o asociadas al envejecimiento.

Nuestro cuerpo utiliza la vitamina E obtenida de los alimentos en distintas funciones orgánicas. Algunos de sus usos están asociados con la visión, la salud de la sangre, la reproducción, el cerebro y por supuesto, la piel.

¿Cómo actúa la vitamina E sobre el hígado graso?

Existe mucha controversia entre los científicos acerca de su uso como suplemento para las personas con hígado graso.

Es posible que, gracias a sus propiedades antioxidantes, puede ayudar a proteger las células del hígado contra los daños. De hecho, algunas investigaciones muestran que la vitamina E podría aliviar los síntomas que produce el hígado graso no alcohólico.

También es posible que ayude a reducir la inflamación del hígado graso mejorando los marcadores de daño hepático que produce esta enfermedad.

No obstante, no está claro si este beneficio puede obtenerse tan sólo con aumentar el consumo de alimentos con vitamina E.

Beneficios para la salud

Algunas afecciones específicas pueden obtener beneficios con el uso de suplementos de vitamina E.

Las personas con Alzheimer leve podrían obtener el retraso de la progresión de la enfermedad al tomar altas dosis de vitamina E.

También la vitamina E podría retrasar el daño de los radicales libres asociados a factores ambientales como la exposición de contaminantes en el aire, alta exposición a rayos ultravioletas de la luz solar, y el humo de cigarrillos.

Otros beneficios para la salud:

Podría beneficiar a niños con un trastorno de la sangre conocido como beta-talasemia.

Alivia el dolor asociado a calambres menstruales o dismenorrea. Su efecto es mejor al combinarse con aceite de pescado.

Combinado con selenio, la vitamina E puede beneficiar a las personas con deficiencia de G6PD, un trastorno hereditario que degrada glóbulos rojos.

Podría ser eficaz para mejorar sangrados intracraneales en bebés prematuros.

Ayuda a mejorar la infertilidad masculina.

¿Cuál es la dosis en adultos?

Es posible que la dosificación de la vitamina E llegue a ser confusa ya que las pautas actuales muestran las dosis dietéticas recomendadas expresadas en miligramos, aunque la mayoría de los suplementos en el mercado todavía se expresan en forma de Unidades internacionales (UI).

La dosis general de la vitamina E es la siguiente:

15 mg (o 22 UI) en hombres, mujeres y embarazadas.

19 mg (o 28 UI) en mujeres que amamantan.

La dosis estimada para aliviar el hígado graso es de 800 UI al día.

¡Advertencias!

Cuando se toma cantidades inferiores a 1000 mg (o 1100 UI), la vitamina E se considera segura para la mayoría de las personas sanas. Sin embargo, las dosis elevadas pueden tener más riesgo a desarrollar efectos secundarios.

Los efectos secundarios al consumo de vitamina E como suplemento son: fatiga, debilidad, dolor de cabeza, calambres estomacales, náuseas, diarrea, sarpullido, hematomas, sangrado y visión borrosa.

Cuando aplicas vitamina E sobre la piel puede ocurrir hinchazón y picazón en algunas personas, pero no es frecuente que ocurra esta reacción.

El vapeo con acetato de vitamina E se ha asociado a lesiones pulmonares graves en algunas personas.

Embarazo y lactancia. Aunque es seguro incluir vitamina E a través de los alimentos, por el momento, no se aconseja consumir suplementos de vitamina E durante las primeras 8 semanas del embarazo. Durante el tercer trimestre de embarazo y durante la lactancia, la cantidad máxima recomendada de los suplementos de vitamina E es de 800 mg hasta los 18 años y hasta 1000 mg en mayores de 18 años. No obstante, no se recomienda su uso sin antes consultar con el proveedor de atención médica.

Consideraciones especiales. Las personas con algún trastorno hemorrágico podrían empeorar la enfermedad mientras consumen vitamina E.

El consumo de vitamina E como suplemento, en personas con enfermedad cardíaca podría aumentar el riesgo de muerte. No se recomienda dosis mayores a 400 UI en personas con antecedentes cardíacos. También las personas con diabetes podrían aumentar el riesgo de insuficiencia cardíaca con el consumo de suplementos de vitamina E.

Consulta a tu médico antes de tomar suplementos de vitamina E si has tenido las siguientes enfermedades o tienen alto riesgo a desarrollarlas:

- Cáncer de cabeza y cuello.
- Cáncer de próstata.
- Osteoporosis.
- Accidente cerebrovascular.
- Retinitis pigmentaria (mala visión nocturna con pérdida de visión lateral).
- Interacción con medicamentos

Evita tomar suplementos de vitamina E o consulta a tu médico antes de hacerlo si tomas los siguientes medicamentos:

- Ciclosporina.
- Ketoconazol,
- Ibuprofeno.
- Naproxeno.
- Enoxaparina.
- Warfarina.
- Quimioterápicos.

- Estatinas (lovastatina, atorvastatina, entre otros)

Cardo mariano (silimarina), el suplemento que todos usan para cuidar el hígado

También conocidos por los nombres de "leche de dama", "cardo toro", entre otros, el cardo mariano es un suplemento extraído de la planta *Silybum marianum*. Esta planta espinosa con flores púrpuras características posee ingredientes activos con gran capacidad antiinflamatoria. Es originaria del continente europeo, aunque se ha difundido por todo el mundo.

Los componentes activos a los que se le atribuye sus propiedades medicinales, se les conoce como "silimarina". El suplemento o remedio herbal se le conoce como extracto de cardo mariano. Este extracto posee entre 65 a 80% de silimarina, lo que hace de este suplemento un poderoso tratamiento antioxidante, antiinflamatorio y antiviral.

Beneficios para la salud

En los Estados Unidos la silimarina es uno de los suplementos a base de plantas más utilizados en el tratamiento de problemas del hígado.

El mecanismo por el cual la silimarina puede contribuir a la salud hepática consiste en evitar que las toxinas se adhieran a las células del hígado. Además, al ser un fuerte antioxidante contribuye a mantener los radicales libres bajo control para evitar problemas de salud.

Varias investigaciones han mostrado que la silimarina ayuda a reducir la inflamación del hígado y promueve además la reparación de las células. Esto puede mejorar los síntomas de distintas enfermedades del hígado como la cirrosis, la enfermedad del hígado graso y el cáncer de hígado. Además, también mejora la función del hígado.

La silimarina o silibinina, cuenta con evidencia científica sobre sus efectos antiinflamatorios y antimicrobianos. Por esta razón, puede convertirse en un colaborador en la recuperación de afecciones hepáticas.

Otros estudios afirman que el uso de silimarina como suplemento puede utilizarse como protector hepático contra algunas toxinas.

Por otro lado, otros estudios no han identificado los mismos resultados. De hecho, este efecto protector hepático no parece ser significativo entre personas con hepatitis C. Es necesaria más investigación.

No obstante, para el hígado graso, los suplementos con silimarina o cardo mariano pueden ser una gran opción para complementar el tratamiento.

Otros beneficios para la salud

- Ayuda a prevenir el deterioro de la función cerebral asociada al envejecimiento.
- Protege los huesos de la osteoporosis.
- Reduce el riesgo de cáncer.
- Podría aumentar la producción de leche materna en mujeres que amamantan.
- Contribuye en el tratamiento del acné.

- Ayuda a controlar el azúcar en la sangre.
- Puede ser efectivo en el tratamiento por envenenamiento por hongos.
- Mejora la beta-talasemia.
- Contribuye a mejorar los síntomas de la alergia.

Dosis

El uso de extracto de cardo mariano se considera seguro cuando se utiliza en dosis de 420 mg al día por vía oral.

Algunos científicos sugieren que tomar 12 o 15 gramos de frutos secos junto con 200 a 400 mg de silimarina al día puede mejorar los trastornos del hígado.

¡Advertencias!

El uso del suplemento de cardo mariano se considera seguro para la mayoría de las personas. Es posible, sin embargo, que algunas personas experimentan algunos efectos secundarios leves como náuseas, pérdida del apetito, gases intestinales, sensación de saciedad, dolor de cabeza y diarrea. También se considera segura su aplicación sobre la piel.

No obstante, las personas con alergias a cualquier planta de la familia de las Asteraceae, deben evitar utilizar cualquier forma de cardo mariano.

El extracto cardo mariano puede tener algunos efectos estrogénicos. Por lo tanto, aquellas mujeres con trastornos sensibles a hormonas como cánceres de útero, ovario, mama, endometriosis y fibromas uterinos, deben evitar usar este suplemento. En estos casos sólo debe tomarse bajo estricta supervisión médica.

Embarazo y lactancia. Hasta el momento, se considera seguro su uso en mujeres embarazadas o durante la lactancia. Sin embargo, se necesitan más datos e investigaciones sobre estas etapas. Antes de utilizarlo, ten precaución y pregunta a tu proveedor de salud. No excedas la dosis recomendada durante estas etapas.

Interacción a los medicamentos

Si te encuentras tomando alguno de los siguientes medicamentos, evita el uso de extracto de cardo mariano o consulta previamente con tu médico:

- Diazepam.
- Diclofenaco.
- Ibuprofeno.
- Losartan.
- Fenitoína.
- Tamoxifeno.
- Torsemida.
- Warfarina.
- Estrógenos.
- Atorvastatina.
- Digoxina.
- Entacapona.
- Morfina.

Toma suplementos de vitamina C para mejorar tu sistema inmunológico y desinflamar el hígado graso

También conocida como ácido ascórbico, la vitamina C, es uno de los suplementos más seguros según algunos expertos. Nuestro cuerpo necesita vitamina C como un nutriente esencial, es decir, que no puede producirlo por sí mismo. La vitamina C la utilizamos para cumplir con funciones orgánicas como la síntesis del colágeno, reparar y mantener cartílagos y huesos y curar heridas.

Aunque obtenemos vitamina C de fuentes alimenticias como las frutas cítricas y vegetales, hoy día se utiliza en forma de suplemento para mejorar la salud.

¿Cómo funciona?

La vitamina C es un antioxidante, por lo tanto, puede neutralizar la acción de los radicales libres e impedir que estos dañen las células a nivel genético. También puede mejorar la defensa natural del sistema inmunológico y proteger contra contaminantes o sustancias químicas tóxicas en el ambiente.

Beneficios para la salud

La vitamina C puede disminuir el estrés oxidativo que ocasiona daño hepático, pero también, puede bloquear el desarrollo de hígado graso en una dieta deficiente.

Algunas investigaciones sugieren que es conveniente utilizar la vitamina C como un agente protector contra el daño hepático. El efecto podría ser mayor cuando se combina con suplementos de vitamina E y tratamiento médico convencional. No obstante, los resultados son muy diversos por lo que no es recomendable utilizar la vitamina C como única medida de tratamiento para el hígado graso.

Sin embargo, los suplementos de vitamina C podrían ofrecer beneficios adicionales que podrían mejorar tu salud general. Por ejemplo, la vitamina C podría acortar el curso de los resfriados y reducir el riesgo de complicaciones como neumonías.

Otros estudios han mostrado que aumentar el consumo de vitamina C podría mejorar hasta un 30% los antioxidantes en la sangre mejorando la capacidad del cuerpo para combatir la inflamación.

Otros beneficios para la salud

- Ayuda a controlar la presión arterial alta.
- Podría reducir hasta un 25% el riesgo de enfermedad cardíaca.
- Disminuye el colesterol malo o LDL y los triglicéridos de la sangre.
- Reduce el nivel de ácido úrico en la sangre previniendo los ataques de gota.
- Mejora la absorción del hierro en un 67%.
- Podría retrasar el envejecimiento.
- Protege contra la demencia y problemas neurodegenerativos.
- Retrasa la degeneración macular y la pérdida de la visión asociada al envejecimiento.
- Reduce el dolor después de la cirugía.

Dosis

La dosis general recomendada para el consumo de suplementos de vitamina C es la siguiente:

- Hombres: 90 mg al día.
- Mujeres 75 mg al día.
- Embarazo y lactancia (menos de 18 años): 115 mg.
- Embarazo (más de 18 años): 120 mg.

- Fumadores: 35 mg adicionales a la dosis por sexo.
- En caso de escorbuto, la enfermedad caracterizada por la deficiencia de vitamina C deben tomarse entre 100 a 250 mg una o dos veces al día.

¡Advertencias!

Nuestro cuerpo necesita vitamina C. Cuando la obtienes de los alimentos, no hay ningún riesgo a desarrollar efectos adversos.

Sin embargo, cuando excedes la dosis recomendada del suplemento, probablemente experimentes algunas reacciones adversas como náuseas, vómitos, acidez estomacal, dolor de cabeza y calambres estomacales. Esto también puede ocurrir a dosis menores en personas sensibles, aunque el riesgo de efectos indeseados aumenta cuando tomas más de 2000 mg al día.

Consideraciones especiales

Alcohólicos. Las personas que han tomado grandes cantidades de alcohol, tienen mayor riesgo a tener deficiencia de vitamina C. Si tu hígado graso fue causado por consumo de alcohol podrías necesitar tomar vitamina C en mayor cantidad y durante más tiempo que la población general para reponer la deficiencia.

Cáncer. Las células cancerígenas suelen recolectar grandes cantidades de vitamina C. No tomes este suplemento sin consentimiento de tu oncólogo.

Problemas renales. La vitamina C podría aumentar el riesgo a desarrollar insuficiencia renal en personas que tienen enfermedad renal. Por otro lado, demasiada vitamina C en personas que han tenido cálculos renales, pueden ocasionar la formación de nuevos cálculos en los riñones.

Embarazadas y lactancia. Tomar las cantidades recomendadas de vitamina C se considera seguro. No obstante, no excedas la dosis diaria y consulta a tu médico antes de tomar suplementos de vitamina C de forma regular.

Interacción a los medicamentos

Algunos medicamentos pueden interactuar negativamente con los suplementos de vitamina C y aumentar el riesgo de reacciones no deseadas. Considera consultar con tu médico antes de tomar los siguientes medicamentos:

- Aluminio (encontrado en la mayoría de los antiácidos).
- Estrógenos.
- Flufenazina
- Medicamentos para el VIH/SIDA.
- Quimioterápicos.
- Estatinas (fluvastatina, lovastatina, otros).
- Warfarina.

Raíz de regaliz cura las aftas, el acné y también protege tu hígado

Proveniente de Asia occidental y el sur de Europa, el regaliz se considera uno de los tratamientos de hierbas más antiguos del mundo. Hoy día se utiliza popularmente como un suplemento obtenido de la raíz de la planta de regaliz, científicamente conocido como Glycyrrhiza glabra.

Aunque muchas personas asocian el regaliz con el sabor de bebidas o caramelos, en realidad contiene interesantes propiedades medicinales respaldadas por investigaciones científicas. ¡Pero cuidado! También se le asocia varios riesgos para la salud.

¿Cómo funciona?

La raíz de regaliz contiene una serie de productos químicos capaces de producir efectos antiinflamatorios, antivirales y un efecto protector de las células hepáticas.

El componente activo encontrado principalmente en el regaliz es la saponina glicirricina, la cual, aunque puede ser utilizada en el tratamiento de muchas dolencias, también podría ocasionar algunos efectos adversos en grandes cantidades.

Beneficios para la salud

Estudios han demostrado que el extracto de regaliz beneficia a las personas con algunos tipos de problemas del hígado.

De hecho, un estudio iraní mostró que luego de dos meses de utilizar extracto de regaliz, los marcadores asociados a daño hepático se redujeron significativamente.

Otro estudio experimentó con un pequeño grupo de personas sanas el efecto de tomar glicirricina antes de beber vodka todas las noches durante 12 días. El resultado mostró que las personas que beben glicirricina tuvieron mejores marcadores de salud hepática que aquellos que no tomaron este compuesto. La conclusión de los investigadores fue que el extracto de regaliz con glicirricina puede proteger al hígado del daño por alcohol.

¡Espera! Esta no es una licencia para beber. Todavía falta más evidencia científica sobre estos beneficios. El estudio sin duda abre un prometedor panorama para cuidar la salud del hígado, pero si ya tienes hígado graso, no quieres estar cerca del alcohol.

Un estudio probeta mostró además un interesante efecto sobre la hepatitis C. Es posible que el extracto de regaliz pueda contribuir a reducir la propagación viral causante de esta enfermedad. Sin embargo, este efecto todavía no ha sido comprobado en humanos. Se necesita más investigación.

En resumen, los suplementos de regaliz parecen aliviar a las personas con hígado graso no alcohólico e incluso proteger contra el daño hepático asociado al consumo de alcohol.

Otros beneficios para la salud

- Ayuda a tratar problemas de la piel como acné y el eccema.
- Disminuye los síntomas de la enfermedad por reflujo gastroesofágico como la acidez y el reflujo ácido.
- Ayuda a tratar las úlceras pépticas.
- Podría ayudar a desacelerar y prevenir el crecimiento de algunos tipos de cánceres.
- Alivia los síntomas de problemas respiratorios como el asma.
- Protege contra las bacterias que causan las caries como el Streptococcus mutans.

- Promueven la pérdida de peso.
- Reduce el tamaño de las aftas y reduce el dolor que ocasionan.
- Podrían aliviar la sensación boca seca.
- Ayuda a regular el colesterol LDL o malo y los triglicéridos.
- Alivia el dolor de garganta y efectos secundarios de las personas después de la extracción del tubo respiratorio.

Dosis

El extracto de raíz de regaliz viene en varias presentaciones como cápsulas, tinturas, polvo y geles tópicos.

Aunque actualmente no hay una dosis estándar recomendada, el Comité Científico Europeo de Alimentos (SCF) y la Organización Mundial de la Salud (OMS), coinciden que debe limitarse la ingesta de glicirricina a 100 mg al día máximo.

En cuanto a la presentación de las cápsulas o polvos de regaliz desglicirrizado, tiene menos efectos secundarios, pero como no contiene glicirricina, puede no tener los mismos beneficios de salud.

Consulta con tu médico sobre la dosis ideal para ti antes de tomar este suplemento.

¡Advertencias!

Tomar extracto de raíz de regaliz con glicirricina no se considera seguro cuando se excede su consumo a más de 4 semanas consecutivas.

Se han detectado efectos secundarios graves cuando se utiliza más de 6 gramos al día o durante más de 4 semanas. Los efectos secundarios pueden ser:

- Debilidad
- Ritmo cardiaco irregular.
- Presión arterial muy elevada.
- Bajo nivel de potasio en la sangre.
- Ataque cardiaco.

Además, se ha demostrado que mucha glicirricina ocasiona el aumento de la hormona del estrés conocida como cortisol. Esta hormona, puede causar desequilibrio en los líquidos y electrolitos corporales.

Las personas con dietas altas en sal, hipertensión arterial, problemas renales o cardíacos pueden tener estos efectos indeseados con dosis menores. Estas personas deben abstenerse de utilizar suplementos de regaliz.

Estos mismos efectos pueden obtenerse a largo plazo en personas que suelen beber té de regaliz o masticar tabaco con sabor a regaliz.

La intoxicación con regaliz puede ocasionar enfermedad renal, insuficiencia cardiaca congestiva y edema pulmonar. Aunque es muy raro que ocurra una intoxicación con regaliz.

Embarazo y lactancia. No debe utilizarse el extracto de regaliz durante estas etapas. Tan solo el consumo de 250 gramos por semana, pude aumentar el riesgo de parto prematuro, aborto espontáneo o problemas cerebrales más adelante en la vida. En el caso de las mujeres que estén amamantando, no se tiene suficiente información sobre el efecto del regaliz sobre el bebé, por lo tanto, evita utilizarlo durante la lactancia.

Consideraciones especiales

Evita utilizar suplementos de regaliz si tienes alguna de las siguientes condiciones de salud:

- Enfermedad cardíaca (especialmente la insuficiencia cardíaca congestiva y arritmias).
- Trastornos sensibles a hormonas (como cáncer de mama, cáncer de ovario, cáncer de útero, fibromas, endometriosis).
- Hipertensión arterial.
- Hipertonía.
- Hipopotasemia (bajo nivel de potasio en la sangre).
- Enfermedad renal.
- Disfunción eréctil.
- Si vas a someterte a una cirugía en las próximas 2 semanas. No uses regaliz.

Interacción a los medicamentos

El suplemento de extracto de regaliz puede alterar el funcionamiento de algunos medicamentos. Consulta con tu médico antes de utilizar extracto de regaliz especialmente si estás tomando los siguientes fármacos:

- Warfarina.
- Digoxina.
- Estrógenos.
- Furosemida.

- Antihipertensivos (Valsartán, losartan, enalapril, captopril, hidroclorotiazida, entre otros).
- Corticoesteroides (prednisona, hidrocortisona, dexametasona, metilprednisolona, entre otros).
- Ketamina.
- Fenobarbital.
- Secobarbital.
- Tamoxifeno.
- Ibuprofeno.
- Diclofenaco.
- Piroxicam.
- Ketoconazol.
- Triazolam
- Entre otros.

Toma probióticos para revertir el hígado graso y mejorar la flora intestinal

Los probióticos son bacterias vivas combinadas con levaduras que ofrecen beneficios a la salud de las personas.

Aunque existen muchos alimentos fermentados que contienen probióticos, como los yogures y el kimchi, recientes estudios afirman que los suplementos probióticos pueden revertir el hígado graso.

Al tomar probióticos, en realidad estás tomando microorganismos vivos capaces de promover un equilibrio saludable en las bacterias de tus intestinos. Además, cada vez son más los estudios que afirman sobre sus beneficios sobre la salud general.

No obstante, es importante aclarar, que no todos los probióticos son iguales. Cada probiótico puede contener distintos tipos de cepas bacterianas y conseguir beneficios particulares de salud.

¿Cómo funciona?

El principal trabajo de estas bacterias saludables, consiste en mantener un balance saludable en nuestro cuerpo. Esto lo hacen básicamente al competir con las bacterias peligrosas que entran a nuestro cuerpo. De alguna manera, las bacterias encontradas en los probióticos respaldan la función del sistema inmunológico y ayudan a controlar la inflamación.

Beneficios para la salud

La microbiota intestinal, se trata de la flora bacteriana normal que todos tenemos en nuestros intestinos y que permite una buena salud intestinal. En ella se encuentran millones de bacterias distintas.

Ahora bien, recientes estudios afirman que nuestra microbiota puede alterarse y contribuir al desarrollo de distintos problemas de salud incluido el hígado graso.

Varios estudios han propuesto que los probióticos son capaces de reconfigurar la microbiota de nuestros intestinos para que jueguen a favor de nuestro hígado.

De hecho, algunas investigaciones afirman que es posible reducir el daño oxidativo y la inflamación en el hígado a medida que los probióticos mejoran nuestra microbiota intestinal.

Un estudio en animales llevado a cabo en el 2020, mostró que la administración de probióticos de Lactobacillus plantarum, redujo la acumulación de grasa en el hígado y mejoró los marcadores de daño hepático (aspartato aminotransferasa y alanina aminotransferasa). Como resultado, los investigadores concluyeron que el uso de probióticos puede ser una terapia potencialmente efectiva para combatir el hígado graso no alcohólico.

Otro estudio realizado en España, obtuvo los mismos resultados luego de administrar probióticos a roedores obesos durante 30 días. Los resultados parecen indicar que los probióticos podrían ser un extraordinario coadyuvante en la terapia contra el hígado graso.

Bien, seguramente te estarás preguntando si hay estudios en humanos y la respuesta es sí.

Un estudio ucraniano evaluó a 58 personas con hígado graso no alcohólico durante 8 semanas tomando probióticos. El resultado mostró que la administración de probióticos reduce la grasa hepática. También disminuyó los marcadores asociados a la inflamación y el daño hepático.

No cabe duda que esta nueva evidencia presenta un panorama prometedor para el tratamiento del hígado graso. Sin embargo, puede ser necesaria más investigación en humanos.

Otros beneficios para la salud de los probióticos

- Mejoran la salud digestiva y equilibran las bacterias intestinales.
- Ayudan a prevenir y tratar la diarrea.

- Mejoran los síntomas de la ansiedad, el estrés, la depresión y el trastorno obsesivo compulsivo. También podrían mejorar la memoria.
- Algunas cepas pueden mejorar las cifras de colesterol y triglicéridos previniendo enfermedades cardíacas.
- Reducen la severidad de las alergias y el eczema.
- Alivian los síntomas de la enfermedad inflamatoria intestinal (como la colitis ulcerosa y enfermedad de Crohn).
- Estimulan el funcionamiento del sistema inmunológico.
- Contribuyen a la pérdida de peso, especialmente la grasa abdominal.
- Promueve la salud vaginal.
- Alivia la inflamación.

Dosis

Actualmente no existe una dosis estándar para el uso de suplementos probióticos para tratar el hígado graso. No obstante, la dosis recomendada para ayudar a reducir el colesterol alto, podría ser efectiva.

Los suplementos probióticos con Lactobacillus a 1200 millones de unidades formadoras de colonias han sido utilizados diariamente durante 12 semanas para tratar el colesterol alto. También puedes tomar cápsulas que contengan lactobacilos entre 2,9 a 50 millones de unidades formadoras de colonias diariamente durante 6 a 9 semanas.

Recomendaciones:

Algunas cepas de probióticos son muy vulnerables. Lee las instrucciones del empaque para almacenarlas apropiadamente.

Refrigera tus probióticos para preservar su efectividad.

Los probióticos pueden ser combinados con prebióticos como inulina, pectina o almidones resistentes. Estos funcionan como fuente de alimento para las bacterias, así que son una buena opción para mejorar su efectividad. A estos suplementos se les llaman simbióticos.

Las dosis pueden variar de acuerdo a tus condiciones específicas de salud. Consulta con tu médico para conocer la dosis más apropiada para ti.

¡Advertencias!

Generalmente el uso de probióticos parece bastante seguro. Los lactobacilos no han demostrado efectos adversos luego de ser tomados durante 9 meses.

Los probióticos a base de bifidobacterias pueden tomarse durante 12 meses sin efectos adversos. Por su parte, los probióticos *Saccharomyces Boulardii*, pueden ser tomados durante 15 meses.

Sin embargo, las personas con alergia a la levadura, deben evitar productos probióticos que contengan la cepa *Saccharomyces Boulardii*.

Los efectos secundarios identificados por el uso de probióticos son muy leves, algunas personas pueden experimentar gases o hinchazón. Sin embargo, puede ser necesaria más investigación.

Un efecto adverso extremadamente raro pero posible, son las infecciones en la sangre por el uso de probióticos. Esto se ha identificado en un pequeño grupo de personas que tienen al menos una de las siguientes características:

- Síndrome de intestino-corto.
- Colitis ulcerosa.
- Obstrucción intestinal (después de la cirugía).
- Personas con vías centrales.
- Sistema inmunológico debilitado (personas con VIH o SIDA, en tratamiento para prevenir rechazo de trasplantes).
- Válvulas cardíacas dañadas.

Embarazo y lactancia. Hasta el momento, se considera seguro el uso de probióticos de lactobacillus o bifidobacterias cuando se utilizan de forma apropiada. Sin embargo, la información sobre estas etapas es limitada, por lo tanto, te recomiendo que evites utilizar suplementos de probióticos sin antes consultar con tu médico.

Interacción a los medicamentos

Actualmente no se conoce con exactitud si los probióticos pueden interactuar sobre el comportamiento de los medicamentos.

Los probióticos presentan una opción terapéutica muy beneficiosa y con muy pocos efectos adversos. Sin embargo, todavía es un territorio desconocido en el cual se necesita entrar con mucho cuidado.

Siempre que tengas cualquier condición especial de salud o estés tomando medicamentos, consulta con tu médico antes de comenzar a utilizar cualquier tipo de suplemento. Aunque se trate de productos naturales, al encontrarse en grandes cantidades siempre pueden ocasionar efectos indeseados.

No olvides que no existen píldoras mágicas para revertir el hígado graso, pero sí puedes lograr grandes resultados combinando una dieta saludable, suplementos naturales y actividad física constante. Pequeños pasos te llevan a grandes resultados. *¡Despídete del hígado graso!*

CAPÍTULOS 11. MEJORES RUTINAS DE EJERCICIOS

La mejor estrategia para combatir el hígado graso debe contener rutinas de ejercicio físico regular. Existe evidencia científica consistente que respalda la actividad física como tratamiento efectivo para mejorar el hígado graso.

La mayoría de las personas con enfermedad de hígado graso no alcohólico tienen además obesidad o sobrepeso. Muchos investigadores afirman que reducir la grasa corporal ayuda a reducir la grasa del hígado.

Por esta razón, entre las estrategias para curar el hígado graso, se encuentra la reducción del peso corporal y, el ejercicio físico puede ayudarte a obtener tu peso ideal y mantenerlo.

Indudablemente reducir el peso mejora tu salud en muchas maneras, por ejemplo, mejora la sensibilidad a la insulina, regula las cifras de colesterol y triglicéridos, entre otras.

Sin embargo, algunos estudios muestran que realizar rutinas de ejercicio de baja o moderada intensidad ayudará a reducir tu hígado graso aún si tu peso no cambia.

Por supuesto, obtendrás mejores beneficios reduciendo tu grasa corporal, pero no te sientas abrumado si es tu primera vez en el mundo Fitness. ¡Hay muchas opciones de entrenamiento disponible para poner freno al hígado graso!

En este capítulo, conocerás rutinas de entrenamiento y consejos que puedes poner en práctica para que empieces hoy mismo a ponerte en forma para cuidar tu hígado.

Preguntas frecuentes y evidencia científica

Antes de iniciar con las rutinas, es importante tener presentes los hallazgos científicos que respaldan cada una de las rutinas. Veamos algunas de las investigaciones más recientes:

¿Cómo actúa el ejercicio sobre el hígado graso?

El ejercicio regular ayuda a disminuir la cantidad de grasa que se encuentra dentro del hígado. Además, aumenta la quema de grasa mientras que reduce la acumulación de grasa nueva.

También induce la protección del hígado, al atenuar la muerte celular programada conocida como "apoptosis".

El ejercicio además regula de forma positiva las enzimas del cuerpo con acción antioxidante, así como a los mediadores antiinflamatorios.

Dicho de otra manera, hacer ejercicio mejora la salud de las células del hígado mientras previene el daño del estrés oxidativo. Hacer ejercicio reduce la grasa del hígado, la inflamación y también previene el desarrollo de fibrosis y cáncer de hígado.

¿Qué entrenamiento es más efectivo para reducir el hígado graso?

A grandes rasgos, existen dos tipos principales de actividad física. Los ejercicios cardiovasculares o aeróbicos y los ejercicios de fuerza como el levantamiento de pesas.

Un estudio comparó el efecto del ejercicio de fuerza con los ejercicios aeróbicos durante 12 semanas en personas con enfermedad de no hígado graso alcohólico. La investigación mostró que ambos tipos de rutinas de ejercicio reducen constantemente los triglicéridos del hígado graso. Diversos estudios han obtenido los mismos resultados.

Sin embargo, los investigadores coinciden que, aunque varias rutinas de ejercicio pueden afectar la cantidad de grasa en el hígado, no existe una evidencia definitiva para inclinarse por un régimen de ejercicio particular.

No obstante, los ejercicios aeróbicos cuentan con mayor evidencia científica sobre su efecto en la reducción del hígado graso, por lo tanto, estos pueden ser hasta el momento una mejor opción.

Los ejercicios de fuerza, por su parte, pueden ser una mejor opción para aquellas personas que tengan algún tipo de limitación en la reserva cardiorrespiratoria.

Aunque si verdaderamente quieres obtener los mejores resultados, la mejor opción es una rutina de ejercicios que combine tanto ejercicios cardiovasculares como ejercicios de fuerza.

Por otro lado, otro estudio realizado durante 24 semanas de ejercicio aeróbico con intensidad moderada, no solo redujo la grasa del hígado, sino que mejoró la función de las células hepáticas.

No importa qué ejercicio realices siempre que comiences a moverte y seas perseverante. Si no te mantienes haciendo ejercicio es posible que tu hígado pueda llenarse de grasa nuevamente.

Una caminata poderosa y efectiva

Caminar es una actividad tan común que en ocasiones puede ser menospreciada en cuanto a su potencial para la salud. Para todas las edades y en cualquier nivel de condición física, caminar aporta numerosos beneficios para la salud.

Sin embargo, para obtener los mejores resultados de una caminata efectiva es necesario seguir algunas recomendaciones y, por supuesto, tener un plan de entrenamiento.

Beneficios para la salud

Los investigadores afirman que caminar rápido, puede ser incluso tan efectivo como trotar para combatir la enfermedad del hígado graso.

Un estudio evaluó la efectividad del ejercicio vigoroso a moderado y las caminatas rápidas durante 6 meses para evaluar cuál de las dos reducía mejor las grasas en el hígado.

Los resultados demostraron que tanto el ejercicio vigoroso y moderado eran igualmente efectivos como las caminatas rápidas para disminuir la cantidad de grasa dentro del hígado.

Esta es una excelente noticia para aquellas personas con hígado graso y algún impedimento para realizar actividad física extenuante.

Es posible que, si tienes obesidad severa e hígado graso no alcohólico, esta sea la mejor opción de entrenamiento para ti. Y lo mejor de todo ¡Será igualmente efectiva! Y además te divertirás en el proceso.

Conozcamos algunos otros beneficios de salud que tienen las caminatas para la salud:

Caminar te ayuda a quemar calorías, especialmente cuando aumentas la velocidad al caminar y al caminar cuesta arriba.

Fortalece el corazón y reduce el riesgo de enfermedad coronaria. Cuanto más camines, menor será el riesgo.

Ayuda a controlar el nivel de azúcar en la sangre. Una caminata durante 15 minutos luego de las comidas puede reducir tus cifras de glucemia.

Fortalecer los músculos y las articulaciones mejorando la lubricación articular. Esto puede prevenir o reducir el dolor en la artritis.

Estimula la función de tu sistema inmunológico reduciendo el riesgo a desarrollar resfriados.

Puede reponer mejor la energía que una taza de café. Esto se debe a que mejora el flujo de oxígeno hacia el cuerpo.

Mejora el estado de ánimo.

Tonifica los músculos de las piernas y te ayuda a desarrollar más fuerza.

Algunos estudios afirman que puede mejorar el pensamiento creativo mejor que estar sentado. Si debes pensar una idea ¡ve a dar una vuelta caminando!

Recomendaciones para aprovechar al máximo las caminatas

Equipo

Por supuesto, no necesitas absolutamente nada para empezar a moverte. Sin embargo, las siguientes son algunas sugerencias de los expertos para hacer de tu caminata una experiencia más cómoda, placentera y agradable:

Zapatos para caminar. Esta es una idea estupenda, especialmente si quieres obtener mejores resultados y alcanzar mayores distancias cada vez. Busca zapatos deportivos cómodos y flexibles. Los zapatos para correr son muy apropiados. Asegúrate que sean resistentes y con buen soporte en el talón y en el arco.

Ropa cómoda y apta para la estación. Antes de salir a correr considera el tipo de clima. Elige prendas ligeras que no restrinjan sus movimientos. Las prendas holgadas son una excelente opción.

Protector solar. Aún en días nublados o con temperaturas frías, tu piel puede quedar expuesta a rayos solares. Usa protector solar para evitar sufrir quemaduras solares.

Accesorios adicionales. Los podómetros o monitores de actividad física son un excelente implemento para llevar el registro del progreso de cada caminata.

Consejos generales

Comienza caminando lentamente. Realiza algunos calentamientos y estírate antes de iniciar.

No camines inmediatamente después de una gran comida. Dale a tu cuerpo algunos minutos antes de iniciar la marcha.

Escucha a tu cuerpo. Está atento a todas las señales inusuales que tu cuerpo pueda estar presentando. Busca ayuda si experimentas síntomas extraños como náuseas, dolor en el pecho, dificultad para hablar, dolor de cabeza repentino, entre otros.

Utiliza una técnica correcta. Camina con naturalidad y a un ritmo constante balanceando los brazos ligeramente a los lados del cuerpo. Párate lo más erguido posible evitando encorvar tu espalda. Tus pies deben moverse en forma rodante desde el talón hacia la punta.

Ve a lugares permitidos para caminar, es decir, parques, áreas urbanas o zonas destinadas para el acondicionamiento físico.

Mantén una buena hidratación. Bebe agua antes de ir a caminar y bebe un poco más al volver de tu caminata. Si recorremos largas distancias y, especialmente en un clima cálido, lleva agua contigo.

Al terminar de caminar asegúrate de realizar estiramientos ligeros.

Toma notas del progreso en cada caminata llevando un registro del tiempo, la distancia y los lugares recorridos.

La primera semana de ejercicio, especialmente el primer día, puede que experimentes dolor muscular. No te preocupes, esto es muy común al comenzar a ejercitar. Sigue adelante y no te desanimes, la segunda semana será mejor.

Rutina para principiantes

Primera semana

Objetivo de la semana: 60 a 75 minutos en total.

No te exijas demasiado al principio. Comienza lentamente, pero al menos camina 5 días a la semana realizando recorridos de 15 minutos cada vez.

Camina con un ritmo suave durante la primera semana para construir la base de la actividad antes de aumentar la velocidad.

Presta atención a tu postura y la manera en la que se mueven tus pies. Esta semana concéntrate en la forma y no en la velocidad.

Planifica días de descanso no consecutivos, es decir, puedes tomarte un descanso el día 3 y otro descanso el día 6 de la semana.

Segunda semana

Objetivo de la semana: 75 a 100 minutos en total.

Durante la segunda semana, debes agregar unos 5 minutos adicionales para obtener caminatas de 20 minutos cada vez. También deberás caminar al menos 5 días a la semana.

Aunque en esta semana también tendrás que vigilar tu postura, ya podrás aumentar la velocidad.

Comienza con un ritmo suave y camina a un ritmo moderado. Te darás cuenta que te encuentras caminando a una intensidad moderada porque tu respiración será más notable, pero podrás mantener una conversación mientras caminas, pero sin quedarte sin aliento.

Puedes caminar a un ritmo constante durante todo el paseo o tomarte unos minutos para realizar un estiramiento ligero luego de 5 minutos de caminata.

Esta semana puedes comenzar a involucrar tu núcleo, es decir, los músculos abdominales.

Para ello, al caminar puedes concentrarte en contraer y comprometer los músculos centrales del abdomen. Hacer esto te ayudará además a mantener la estabilidad y el equilibrio. También puede reducir la presión de la espalda y aliviar el estrés mientras caminas.

Algunos entrenadores sugieren incluir ejercicios para el abdomen 2 a 3 veces a la semana para ayudar a mantener una buena postura al caminar.

Tercera semana

Objetivo de la semana: 100 a 125 minutos en total.

Para cubrir los objetivos, diariamente tendrás que caminar unos 25 minutos. En esta semana te concentrarás en un inicio rápido.

Camina a ritmo moderado manteniendo una buena forma para caminar. Si te sientes con más confianza puedes aumentar un poco más la velocidad.

No olvides contraer el abdomen y hacer ejercicios de estiramiento al terminar tu caminata.

De la cuarta semana en adelante

Objetivo semanal: 120 a 150 minutos en total.

Aquí es donde quieres llegar a caminar 30 minutos por cada día de entrenamiento. Al igual que las semanas anteriores saldrás a caminar 5 días a la semana.

Esta rutina te ayudará a mantenerte saludable y cubrir los 150 minutos de actividad física recomendada para mejorar tu salud y reducir el hígado graso.

Sin embargo, esta es la base de un gran mundo de posibilidades de entrenamiento:

Una vez que logras los 30 minutos de caminata al día, puedes enfocarte en aumentar tu velocidad. Puedes aprender a utilizar tus pies de forma activa para dar pasos a un ritmo más acelerado.

Comienza a entrenar para caminatas de 5 o 10 km. Este tipo de caminatas a menudo se hacen por razones benéficas y pueden aportar carreras divertidas para conocer otros caminadores entusiastas.

¿Qué pasa si alguna semana me resulta difícil?

Lo mejor de las caminatas es que vas a tu propio ritmo. Repite esa semana hasta que te sientas más cómodo para progresar.

Guía de circuitos aeróbicos para empezar

Los ejercicios aeróbicos consisten en ejercicios de acondicionamiento cardiovascular.

Un ejercicio "aeróbico" por definición se trata de ejercicios "con oxígeno". Están diseñados para hacer aumentar tanto tu respiración como tu frecuencia cardiaca durante la actividad.

Se ha demostrado que ejercicios aeróbicos a distintos tipos de intensidades, puede reducir considerablemente tu hígado graso.

Los investigadores coinciden que, para reducir el hígado graso, es necesario realizar actividades físicas durante 30 a 60 minutos de ejercicios a moderada intensidad al menos 3 a 5 días a la semana.

A continuación, conocerás pequeños circuitos de entrenamiento aeróbico que puedes realizar para empezar.

Saltar la cuerda
Equipo: cuerda para saltar, zapatos deportivos cómodos.

Beneficios: Mejora la coordinación mano-pie mientras desarrolla agilidad.

Duración y frecuencia: realiza esta actividad al menos 3 a 5 veces por semana durante 15 a 25 minutos.

Rutina para comenzar

Trota hacia adelante mientras balanceas la cuerda para saltar sobre tu cabeza y debajo de tus pies. Realiza este movimiento durante al menos 15 segundos.

Invierte la dirección del trote y comienza a hacerlo hacia atrás. Continúa balanceando la cuerda para saltar. Debes permanecer durante 15 segundos más haciendo este movimiento.

Finaliza la serie realizando saltos de rayuela durante 15 segundos. Este movimiento lo llevas a cabo saltando la cuerda en tu lugar mientras saltas y alternas entre los pies hacia los lados y de vuelta al centro. El movimiento es similar a los saltos de tijera. Debes realizar este movimiento durante 15 segundos.

Tómate un descanso de 15 segundos entre cada serie.

Repite las series unas 18 veces.

Si es muy fácil para ti, puedes aumentar el tiempo de cada movimiento hasta obtener 30 segundos de actividad y descansos de 30 segundos.

Elíptica

Se trata del movimiento que combina movimientos de caminar rápido, subir escaleras y el esquí de fondo. Es una buena opción para personas que requieren realizar ejercicios con movimiento amortiguado.

Equipo: máquina elíptica.

Beneficios: obtienes los beneficios de entrenamiento cardiovascular, pero sin poner demasiado estrés sobre las caderas, rodillas y espalda.

Duración y frecuencia: Realiza sesiones de 20 a 30 minutos al menos unas 2 o 3 veces a la semana.

Recomendaciones:

Mantén tu vista hacia adelante y no hacia abajo.

Ajusta la máquina para que se sienta lo más estable posible. Puedes adaptarla utilizando el manillar para subir y bajar.

No te preocupes si sientes que la máquina es algo intimidante. Al principio es fácil sentirse así, a medida que la utilizas será más fácil de utilizar.

Utiliza tus piernas para mover la máquina haciendo movimiento de pedal.

Obtendrás mejores resultados si contraes los músculos del abdomen y mantienes tus hombros hacia atrás.

Si quieres un entrenamiento más desafiante aumenta la resistencia de la máquina.

Al terminar tu sesión de entrenamiento recuerda hacer ejercicios de estiramiento. Aunque el objetivo es mejorar tu hígado graso, todavía tienes que cuidar el resto de tu cuerpo y los estiramientos te ayudarán a reducir tensiones musculares.

Zumba

Se trata de una divertida y popular forma de acondicionamiento físico inspirado en la danza latina.

Combina movimientos aeróbicos y latinos para un entrenamiento estimulante e interesante.

Equipo: zapatos cómodos y ganas de divertirte.

Beneficios: además de mejorar tu salud cardiovascular y ayudarte a revertir el hígado graso, la zumba mejora tu coordinación mientras tonifica todos los músculos de tu cuerpo. Por supuesto, también mejora el estado de ánimo y alivia el estrés mientras te diviertes.

Duración y frecuencia: 40 a 60 minutos al menos 2 o 3 veces por semana.

Recomendaciones:

La ropa cómoda es fundamental. Procura utilizar prendas ligeras que soporten el sudor.

No olvides llevar contigo tu botella de agua. Mantente bien hidratado antes, durante y después de la clase de zumba.

Los zapatos con pisada baja te ayudarán a moverte con más facilidad y tener mejor apoyo en cada movimiento.

Come ligero antes de cada lección de zumba. Luego de las comidas completas espera al menos 2 horas antes de iniciar tu clase. Pero no olvides llevar contigo bocadillos ligeros como frutas o nueces, tu cuerpo necesitará una dosis extra de energía.

Si tienes alguna condición médica consulta con tu médico antes de iniciar las lecciones de zumba.

Inscríbete en clases de zumba en el gimnasio o centro deportivo local. Muchas instituciones deportivas ofrecen clases y programas de acondicionamiento físico. También puedes buscar en línea clases de zumba gratuitas o unirte a un programa online ¡Hay cientos de recursos para empezar a moverte!

La clave está en divertirse. Está bien si no haces perfectamente los movimientos mientras comienzas. Sigue practicando, lo harás cada vez mejor y tu hígado te lo agradecerá.

Kickboxing cardio

Un gran ejercicio que combina flexibilidad, fuerza y resistencia mientras haces movimientos de artes marciales combinados con ejercicios cardiovasculares a ritmo rápido. Este es un entrenamiento desafiante de alta energía. ¡No te preocupes! Lo único que saldrá lastimado serán las calorías y la grasa en tu hígado.

Equipo: zapatos deportivos.

Beneficios: con este entrenamiento desarrollas fuerza y resistencia, mejora tus reflejos mientras reduces el estrés. Por supuesto, también obtienes todos los beneficios de salud de los ejercicios cardiovasculares.

Duración y frecuencia: realiza este ejercicio entre 30 a 60 minutos al menos 2 a 3 veces por semana.

Recomendaciones:

Este es un entrenamiento desafiante hasta para los más expertos, quizá no sea la mejor alternativa para comenzar a ejercitarte de cero. Sin embargo, si quieres probar este entrenamiento sigue algunos consejos.

Inscríbete en una clase grupal con instructores de kickboxing cardio. Si estás comenzando evita hacer este entrenamiento en casa.

Fíjate cuidadosamente en la postura. En el kickboxing cardio, puede que no obtengas los beneficios completamente si realizas mal los movimientos. Además, corres más riesgo de lesionarte. Una buena postura de pelea consiste en doblar ligeramente las rodillas mientras mantienes las piernas y los pies un poco más separados que el ancho de las caderas. Ganarás estabilidad.

No olvides respirar. La respiración ayuda a ejecutar cada movimiento de forma poderosa. Para ello cada vez que golpees o patees exhala el aire por la boca e inhala al llevar los brazos y las piernas de vuelta al cuerpo.

Evita bloquear tus articulaciones adoptando posiciones completamente rectas.

Intenta utilizar todo el cuerpo a la vez en cada movimiento. Involucra los músculos del núcleo y las piernas, aunque estés golpeando con los brazos.

Realiza ejercicios de equilibrio los días que no entrenes kickboxing cardio. Puedes intentar pararte sobre una pierna y alternar. Hacer esto fortalecerá tu pie y tu tobillo mejorando tu postura.

Mantén una buena hidratación durante todo el entrenamiento. Este es un ejercicio muy demandante que te hará sudar más, así que es importante que lleves agua para reponer las pérdidas. No olvides llevar tu toalla para el sudor.

Escucha a tu cuerpo, tómate un descanso si te sientes mareado.

Guía de ejercicios de fuerza para empezar

Al igual que los entrenamientos aeróbicos, los ejercicios de fuerza han demostrado una muy buena efectividad para reducir la grasa del hígado. Además, puedes obtener beneficios adicionales como:

Aumentas la masa muscular y con ello aumentas la pérdida de calorías, aunque no estés ejercitando.

Reduces el riesgo de lesiones al fortalecer los músculos.

Te ayudan a mantenerte más saludable y joven. Además, reduce el dolor lumbar, los síntomas de la artritis y la fibromialgia.

Mejora el estado de ánimo y puede combatir la depresión y la ansiedad.

Aumenta el nivel de autoconfianza.

Los entrenamientos de fuerza realmente son muy buenos para tu salud y, además, mejoran tu apariencia al tonificar los músculos del cuerpo. También puedes empezar rutinas de fuerza sin equipo para comenzar a realizarlas desde casa.

Recomendaciones generales para todos los entrenamientos de fuerza

Planifica tus entrenamientos de fuerza al menos 2 o 3 días a la semana.

Realiza un calentamiento antes de comenzar a ejercitar. Comienza con un ejercicio aeróbico al menos durante unos 5 minutos antes de empezar. Los ejercicios cardiovasculares mejoran el flujo sanguíneo hacia tus músculos y mejorarán tus resultados.

Comienza con pesos ligeros. Si decides incluir peso extra en tus entrenamientos, inicia con una carga de peso que puedas levantar al menos unas 10 o 15 veces adecuadamente. Empieza con 1 o 2 series de 10 a 15 repeticiones cada una. Lentamente puedes aumentar a 3 o más series.

Añade más peso progresivamente. Si un entrenamiento te resulta demasiado fácil, agrega más peso entre un 5 a 10% de peso adicional. No comiences a ejercitar sin antes asegurarte que has elegido el peso adecuado para ti.

Descansa entre series. Para prevenir la fatiga muscular, tómate al menos unos 60 segundos de descanso entre cada serie.

Emplea menos tiempo de entrenamiento. A diferencia de los entrenamientos cardiovasculares, en este tipo de entrenamientos no debes exceder más de 45 minutos consecutivos. Las sesiones más largas podrían aumentar el riesgo de fatiga y agotamiento muscular y, además, no mejorarán tus resultados.

Realiza estiramientos al terminar. Los ejercicios de estiramiento ayudarán a aumentar tu flexibilidad mientras alivian la tensión muscular. Al terminar cada rutina, estira suavemente tus músculos.

No trabajes el mismo grupo muscular dos días seguidos. Deja tus músculos descansar durante 24 a 48 horas, de lo contrario, puedes agotar tus músculos y no obtener los beneficios esperados.

Entrena tu cuerpo de manera uniforme. Evita realizar el mismo tipo de ejercicio cada vez que realizas un entrenamiento de pesas. Planifica tus entrenamientos de modo que puedas ejercitar tus brazos, tu abdomen y tus piernas de manera integral. Para hacer esto, puedes planificar tus entrenamientos de la siguiente forma:

Lunes: pecho, hombros y tríceps.

Miércoles: espalda y tríceps.

Viernes: piernas.

Si estás comenzando, tu peso corporal es suficiente para comenzar a ejercitarte y obtener resultados increíbles para tu salud. Veamos algunas rutinas fáciles que puedes comenzar desde casa.

Flexiones, Push-ups o lagartijas

Un simple pero efectivo entrenamiento de fuerza que utiliza tan solo el peso corporal. Con este entrenamiento trabajas la parte superior del cuerpo, los músculos pectorales y los tríceps.

Además, es un entrenamiento versátil que puedes adaptar a todos los niveles. Comencemos con el nivel más fácil:

Flexiones de pared

Realizas el movimiento de lagartija, pero estando de pie y contra la pared. Si eres nuevo es la mejor forma de comenzar ya que ejercer menos presión sobre las articulaciones.

Pasos para hacer el ejercicio:

Coloca los pies separados a la altura de los hombros. Párate separado de la pared guardando la distancia de la longitud de tus brazos.

Tus palmas deben estar contra la pared mientras te inclinas hacia adelante siguiendo una posición de tabla de pie. Mantén los brazos separados a la altura de los hombros.

Dobla los codos y muévete lentamente en dirección a la pared. Tus pies deben estar apoyados sobre el suelo. Inhala al llevar tu cuerpo hacia la pared.

Sostén la posición inclinada hacia la pared durante algunos segundos.

Exhala y empuja con tus brazos el cuerpo hacia atrás para volver a la posición inicial.

Si dominas este ejercicio, prueba realizar las flexiones con una mano siguiendo las indicaciones anteriores.

Flexiones de rodillas

Pasos para hacer el ejercicio:

Este ejercicio es más parecido a las lagartijas tradicionales, pero con un poco menos de dificultad. Es buena opción para personas con condición física intermedia.

Coloca tus manos y tus rodillas sobre el suelo. Mantén la mirada fija hacia abajo. También puedes comenzar acuéstate boca abajo sobre el suelo y doblando las rodillas manteniendo tus pies en el aire.

Al igual que en el ejercicio anterior, tus manos deben ubicarse a cada lado de los hombros. Las rodillas deben estar ubicadas a una distancia cómoda y ligeramente separadas.

Lleva tu pecho hacia el suelo flexionando lentamente los codos. Tus músculos abdominales deben estar firmemente contraídos. No olvides inhalar al bajar.

Realiza una pausa durante 1 segundo cuando tengas tu cuerpo cerca del suelo. Puedes tocar el suelo con tu barbilla ligeramente.

Empuja hacia arriba tu cuerpo hasta volver a la posición inicial. Exhala el aire al subir.

Una vez que domines este movimiento, puedes realizar las flexiones estándar. Para ello comienza con el pecho y el estómago apoyados en el suelo, pero esta vez, tus piernas deben mantenerse rectas detrás de ti. Al extender las piernas por completo, aumentas la dificultad al movimiento ya que agrega mayor peso corporal sobre los músculos a trabajar.

Existen otras modalidades de flexiones, sin embargo, si estás comenzando podrás obtener grandes beneficios con estas versiones.

Sentadillas

Un antiguo pero poderoso ejercicio que trabaja los músculos de las piernas como los cuádriceps, glúteos e isquiotibiales. Además, aumenta la fuerza, mejora la movilidad y también el equilibrio. Por supuesto, también ayuda a que tu hígado baje esa grasa extra.

Aunque existen muchas variaciones de las sentadillas, en este apartado conocerás la técnica correcta para realizar una sentadilla básica.

Pasos para hacer el ejercicio:

Inicia este ejercicio de pie con los pies ligeramente separados, específicamente a la altura de los hombros. Descansa los brazos a los lados de tu cuerpo.

Dobla las rodillas y empuja las caderas hacia atrás como si estuvieses a punto de sentarte en una silla invisible detrás de ti. Mantén tu pecho hacia arriba, tu cuello neutral y tu abdomen contraído. Levanta tus brazos frente a ti para que queden paralelos al suelo.

Cuando tus muslos se encuentren paralelos al suelo realiza una pausa durante un par de segundos. A continuación, empuja tu cuerpo hacia arriba. Mientras realizas el movimiento de sentadilla coloca el peso de tu cuerpo sobre los talones, deberías poder levantar un poco los dedos de tus pies. No levantes los talones o podrías poner demasiado peso sobre tus rodillas.

Si quieres subir la intensidad de este ejercicio, sujeta con ambas manos una mancuerna o pesa rusa cerca de tu pecho. Si no tienes pesas, puedes buscar una mochila y colocarle libros en su interior y cargarlo en cada repetición.

Levantamiento de pantorrillas

Como su nombre lo indica, este entrenamiento está dirigido a trabajar las pantorrillas, es decir, la parte posterior e inferior de la pierna.

Pasos para hacer el ejercicio:

Párate al borde de un escalón con los pies separados ligeramente entre sí. También puedes colocar un bloque o un trozo de madera gruesa para pararse sobre él. El objetivo es que tus talones no toquen el suelo.

Lentamente levanta los talones por encima del escalón al menos algunos centímetros. Mantenlos en esta posición algunos segundos.

A continuación, baja lentamente los talones por unos centímetros por debajo del escalón. Sostén la posición algunos segundos más. Debes sentir que tus pantorrillas se estiran en cada movimiento.

Puedes aumentar la dificultad sosteniendo una mancuerna ligera a cada lado del cuerpo. Si no tienes mancuernas, puedes utilizar botellas de plástico llenas con agua o tierra en cada mano.

Estocada con mancuernas

Los músculos que trabajarás en este ejercicio son las piernas (cuádriceps, isquiotibiales, pantorrillas y glúteos), pero si utilizas mancuernas, también estarás trabajando tus bíceps.

Pasos para hacer el ejercicio:

Comienza parándote erguido y con los pies con una separación a la altura de los hombros. Sujeta a cada lado de tu cuerpo una mancuerna en cada mano. También puedes utilizar productos de la despensa que tengan 2 o más kilos de peso. Preferiblemente que no estén abiertos para evitar accidentes.

Lleva tu pierna izquierda hacia al frente de tu cuerpo dando un gran paso adelante de modo que el talón toque primero el suelo.

Baja tu cuerpo lo suficiente hasta que tu muslo izquierdo quede paralelo al suelo.

Mantén la posición haciendo una pausa durante 1 segundo, tras el cual flexionas tus codos llevando las mancuernas hacia tu pecho. Bájalas nuevamente a la posición inicial.

Regresa a la posición inicial empujando el talón izquierdo y llevando el cuerpo hacia atrás.

Realiza nuevamente el movimiento con tu pierna derecha hacia adelante.

Press de hombros con mancuernas

También conocido como "press militar", en este ejercicio trabajarás los músculos del deltoides en sus tres porciones, especialmente su porción media. Es considerado un excelente movimiento para trabajar los hombros de forma integral. Además, utilizas los músculos trapecio, serrato mayor y tríceps braquial.

Pasos para hacer el ejercicio:

Este ejercicio puedes comenzar de pie o sentado. Debes comenzar con la mancuerna en cada mano y las palmas mirando hacia adelante. Tus codos deben encontrarse hacia atrás en todo momento en un ángulo de 90 grados.

Presiona las mancuernas hacia arriba llevándolas por encima de la cabeza hasta que tus brazos queden en una posición casi recta. No debes arquear la espalda ni inclinarte hacia atrás durante el movimiento. Evita hacer movimientos bruscos para subir las mancuernas, podrías lesionar tus músculos.

Vuelve a la posición inicial flexionando los codos lentamente bajando las mancuernas. Evita dejarte llevar por la fuerza de gravedad. Muévete de forma controlada especialmente mientras desciendes las mancuernas a la posición inicial.

Consejos generales para mayor seguridad

Cada ejercicio debe ser realizado lentamente. Concéntrate en vigilar la forma de los ejercicios y asegúrate que los realizas de manera adecuada. Hacer esto te mantendrá lejos de las lesiones y tendrás mejores resultados.

Si realizas algún tipo de entrenamiento de pesas que incluye levantar cargas muy pesadas sobre la cabeza, procura entrenar junto con un observador que te ayude.

Bebe suficiente agua. Mantener una buena hidratación es parte de un entrenamiento efectivo.

No olvides que la respiración es parte importante del entrenamiento. Nunca contengas la respiración mientras haces ejercicios con pesas.

No sigas entrenando si experimentas un dolor agudo o punzante durante el ejercicio. En caso que el dolor no desaparezca luego de detener el entrenamiento, será necesario buscar atención médica.

Consulta con tu médico antes de empezar cualquier plan de entrenamiento, especialmente si tienes algún tipo de limitación o impedimento físico.

Si tienes problemas con la constancia, inscribirte en un gimnasio y buscar un entrenador puede ayudarte a mantenerte entrenando. El sentido de grupo es una estupenda herramienta para entrenar. Busca amigos y haz grupos de entrenamiento para obtener una experiencia mucho más divertida.

CAPÍTULO 12. EDUCACIÓN PARA TRATAR EL HÍGADO GRASO Y SUS COMPLICACIONES

La enfermedad del hígado graso es un trastorno común caracterizado por la acumulación excesiva de grasa en el hígado.

Aunque la mayoría de las personas no presenta síntomas o consecuencias a largo plazo, en algunos casos, la enfermedad del hígado graso puede ser responsable de ocasionar daños irreversibles al hígado y llegar a ocasionar cáncer hepático.

Datos de interés

En los Estados Unidos, al menos un 25% de la población tiene hígado graso no alcohólico. En condiciones normales existe un pequeño porcentaje de grasa perihepática, sin embargo, esta grasa comienza a ocasionar problemas cuando constituye entre el 5 al 10% del peso del hígado. Las personas con mayor riesgo a desarrollar hígado graso no alcohólico son las personas con malos hábitos alimenticios y sedentarismo. La forma más grave de hígado graso ocurre en personas entre 40 a 60 años y afecta más comúnmente a mujeres que a hombres.

Consejos y recomendaciones generales

Actualmente no existen medicamentos específicos aprobados para tratar el hígado graso. La mayoría de los médicos coinciden en una terapia integral del estilo de vida para modificar la grasa hepática.

Independientemente de las causas del hígado graso, las medidas terapéuticas consisten en limitar o evitar por completo el consumo de alcohol, perder peso, y establecer cambios en la alimentación.

Recomendaciones dietéticas

Evita comer demasiado si tienes sobrepeso u obesidad

Perder peso es una de las mejores estrategias para conseguir eliminar efectivamente la grasa del hígado. Aunque esto aplica principalmente para las personas con sobrepeso u obesidad.

La pérdida de peso es capaz de promover la reducción de la grasa del hígado sin importar demasiado el medio por el cual se obtuvo la pérdida de peso.

Incluso una cirugía bariátrica para reducir el peso corporal o el ejercicio, pueden reducir la grasa del hígado.

Una buena estrategia para conseguir la pérdida de peso efectiva es establecer una dieta con restricción de calorías y evitar comer demasiado.

Tan solo al reducir 500 calorías de la ingesta diaria puede reducir 8% del peso corporal y obtener una significativa reducción de la grasa hepática.

Dile "adiós" a los carbohidratos refinados

Los carbohidratos son necesarios para la salud, sin embargo, es importante también elegir carbohidratos que aportan beneficios a la salud.

Los carbohidratos complejos como los encontrados en los cereales, las legumbres, las frutas y los alimentos integrales son una opción saludable para incluir en la dieta diaria.

Por otro lado, aunque parece bastante lógico pensar que, si tienes hígado graso, debes reducir las grasas, parece que en este caso, las dietas grasosas no son el villano de la historia. Las investigaciones afirman que el 16% de las grasas acumuladas en el hígado graso fueron obtenidas por dietas altas en grasas.

Por el contrario, la mayor parte de las grasas acumuladas en el hígado graso provienen del exceso de carbohidratos obtenido en la dieta y que, en la sangre, pasa a convertirse en grasa. Es por esto que los médicos recomiendan dietas reducidas en carbohidratos refinados como pan blanco, azúcar, bollería, pasta, entre otros.

Sigue las dietas recomendadas por los expertos

Para reducir el hígado graso, los médicos a menudo alientan a sus pacientes a iniciar dietas reducidas en carbohidratos como la dieta de índice glucémico bajo y la preferida por todos: la dieta mediterránea.

De hecho, tan solo con seguir un plan de alimentación bajo en carbohidratos como en la dieta mediterránea cetogénica, puedes obtener resultados impresionantes en la reducción del hígado graso.

No es solo lo que omites, también incluye alimentos que promuevan la pérdida de grasa hepática.

Existe un grupo de alimentos que pueden beneficiar la pérdida de grasa en el hígado. Muchos de ellos fueron detalladamente explicados en los capítulos 2 y 8 de este Ebook.

Busca los ingredientes más llamativos de las recetas y crea tus propias combinaciones para incluirlos en tu dieta diaria.

Por ejemplo, en el caso de las grasas monoinsaturadas, las investigaciones señalan que comer alimentos con grandes cantidades de grasas monoinsaturadas como las encontradas en los aguacates, el aceite de oliva y las nueces, son muy efectivas para potenciar la pérdida de grasa en el hígado.

También la proteína de suero puede contribuir a reducir hasta un 20% la grasa del hígado especialmente en mujeres con obesidad. Igualmente puede ser eficaz en mejorar la función del hígado.

Por otro lado, la fibra soluble como la que se encuentra en las manzanas, las naranjas, zanahoria, brócoli, salvado de avena, entre otras, puede contribuir a reducir las enzimas asociadas con el daño hepática, mejorar la sensibilidad de la insulina y reducir la grasa hepática.

Recomendaciones sobre la actividad física

El ejercicio de fuerza como el ejercicio cardiovascular e incluso una combinación de una modalidad de distintos tipos de entrenamiento son muy efectivos para ayudarte a reducir el exceso de grasa en el hígado.

Intenta realizar al menos 30 a 60 minutos al día de ejercicios aeróbicos dependiendo de tu capacidad física. Permanece haciendo ejercicio al menos durante 5 días a la semana. Incluye además entrenamientos con pesas o entrenamientos de fuerza con tu propio peso corporal al menos durante 3 días a la semana.

Elige la opción de entrenamiento que prefieras. La clave para que el ejercicio cumpla con su objetivo es que te mantengas practicando ejercicio regularmente.

Recomendaciones sobre el consumo de alcohol

Es importante que moderes o evites por completo el consumo de bebidas alcohólicas. Para los hombres más de 3 bebidas es demasiado alcohol al día y, para las mujeres más de 2 bebidas ya tienes mayor riesgo a desarrollar una enfermedad hepática alcohólica.

Dejar el alcohol es fundamental para curar el hígado graso. Diversos estudios han demostrado que dejar el alcohol mejora la salud de las células del hígado, reduce la hipertensión portal y también reduce la grasa del hígado y previene el desarrollo de la cirrosis.

Aunque consideres que no tomas demasiado alcohol, es importante que evalúes la cantidad de alcohol que bebes a menudo y las razones por las que bebes.

Algunas recomendaciones para dejar de beber alcohol son las siguientes:

- Involucra a tu familia y amigos. Busca el apoyo entre las personas cercanas y explícales el problema para

que ellos puedan apoyarte y animarte en esta situación.
- Busca un grupo de apoyo. Establece relaciones nuevas con personas que hayan decidido, al igual que tú, dejar el alcohol de una vez por todas.
- Aprende a rechazar las invitaciones. Saber qué decir ante los ofrecimientos de tus amigos o compañeros de trabajo puede sacarte de un aprieto. Practica tu rechazo a la bebida con anticipación. No te preocupes por lo que otras personas piensen sobre tu nuevo hábito de "no a la bebida".
- Cambia tu entorno. Crea una nueva rutina y aléjate de todos esos lugares donde acostumbras beber alcohol. Identifica las respuestas automáticas asociadas al alcohol y establece planes nuevos. Crea una estrategia sobre qué hacer cuando te sientas abrumado o estresado para evitar beber de nuevo.
- Saca todo el alcohol de tu casa. Cuanto más difícil sea para ti obtener un trago, más tiempo tendrás de perder el interés.
- Elige una nueva bebida de reemplazo. No quiere decir que cambies una adicción por otra, pero es importante tener ideas claras de qué beber cuando te provoque una bebida. Prueba con nuevas bebidas no alcohólicas, encontrarás una nueva bebida favorita.
- Busca un pasatiempo o hábito nuevo. Especialmente cuando estás comenzando a dejar el alcohol, aléjate por completo del ocio. Mantén tu tiempo y tu mente ocupada en algo. Reemplaza tu viejo hábito con uno nuevo, el ejercicio es una buena opción. Prueba juegos de mesa o de video, trabajo como voluntario, la lectura, entre otros.

- Registra tus experiencias. Mantener un diario íntimo donde puedas expresar tus sentimientos y pensamientos podría contribuir en el camino para dejar el alcohol. Recuérdate todos los días por qué estás dejando el alcohol y los riesgos que enfrentas si no te deshaces de ese hábito.
- Enfrenta el problema. Si descubres que tienes un problema con la bebida, busca ayuda, habla con tu médico sobre opciones de tratamiento para el alcoholismo. Vigila los síntomas de abstinencia al alcohol como: sudoración fría, pupilas dilatadas (agrandadas), pérdida de apetito, problemas para dormir, dolor de cabeza, náuseas y vómitos, palidez, ansiedad o nerviosismo, fatiga, irritabilidad, temblores, pesadillas, alteración del estado de ánimo, problemas de concentración, entre otros. Busca ayuda profesional cuanto antes si presentas alguno de estos síntomas.

¿Quién tiene más riesgo de desarrollar hígado graso?

- Personas con sobrepeso u obesidad. Especialmente si el exceso de grasa se encuentra alrededor del abdomen en forma de manzana.
- Cuando tienes el nivel de colesterol LDL o colesterol malo demasiado elevado en la sangre. También tener muchos triglicéridos en la sangre representa un elevado riesgo.
- Personas con diabetes.
- Haber recibido un diagnóstico de resistencia a la insulina o prediabetes.

- Tomar demasiado alcohol.

¿Cómo prevenir la enfermedad del hígado graso?

Las medidas de tratamiento y la prevención de esta enfermedad son muy similares. A continuación, obtendrás un claro y puntual resumen de las estrategias de prevención del hígado graso:

- Limita el consumo de alcohol.
- Reduce lentamente tu peso corporal al nivel saludable para tu constitución física y edad y mantén tu peso ideal.
- Sigue una dieta con gran cantidad de nutrientes y que además sea baja en grasas trans, grasas saturadas y limitada en carbohidratos refinados.
- Come muchas frutas y verduras.
- Incluye alimentos con almidón de liberación lenta como, por ejemplo, las papas.
- Vigila regularmente tus niveles de azúcar en la sangre, los triglicéridos y el colesterol.
- Si tienes diabetes, sigue el plan de tratamiento indicado por tu médico tratante.
- Realiza al menos 30 minutos de actividad física la mayoría de los días de la semana.
- Recibir un diagnóstico de hígado graso no necesariamente es una mala noticia, puede ser la gran oportunidad para obtener ese estilo de vida saludable y mejorar tu calidad de vida.

- No tienes que gastar demasiado dinero en cuidar tu hígado, tan solo ser perseverante y hacer algunos ajustes en tu día a día.

Hígado Graso

Sección III. La Opinión del Experto

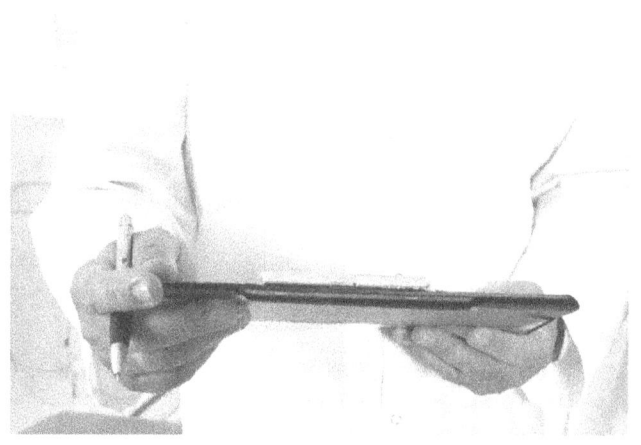

En esta sección de entrevistas, abordamos los principales cuestionamientos de los pacientes y sus familiares en relación al uso de remedios naturales como parte del tratamiento del hígado grasos y sus complicaciones. Presentadas en el **interactivo formato de Preguntas-Respuestas,** *el* **Dr. Mario Vega Carbó**, *autor de este texto,* **responde las principales dudas** *de su audiencia.*

Parte 1. Alimentos y suplementos para el hígado graso y la cirrosis

Dentro de las enfermedades hepáticas una de las más comunes es la del hígado graso, que puede ser alcohólico o no, dependiendo de si está relacionada o no a su consumo. Cuando esta dolencia se vuelve crónica e irreversible deriva en una cirrosis, lo que provoca cicatrices y nódulos en el tejido hepático que hacen que el órgano funcione con dificultad. Una dieta que ayude a bajar de peso y el consumo de ciertos suplementos puede reducir la grasa, la inflamación y la fibrosis en el hígado.

Para conocer más sobre este tema consultamos al Dr. Mario Vega Carbó, especialista en endocrinología, nutrición y medicina familiar, quién en la actualidad se desempeña en el Centro Médico Santa Fe y en el Consultorio Vega & Vado.

-Doctor, ¿el consumo excesivo de alcohol es la principal causa del hígado graso?

No. En la actualidad la principal causa de esta enfermedad es la obesidad. De cada 5 pacientes diagnosticados con hígado graso, sólo 1 es de origen alcohólico. Cuando una persona sube de peso acumula exceso de grasa en distintas partes del organismo incluyendo al hígado. A medida que esta crece, produce una inflamación en el órgano que, si se mantiene en el tiempo, puede causar la muerte de parte del tejido hepático.

-¿Cuáles son los síntomas del hígado graso?

En general se trata de una enfermedad silenciosa que tiene pocos o ningún síntoma. Cuando aparecen, el paciente puede sentir fatiga o dolor en el lado superior derecho del abdomen.

-¿Cómo una dieta puede ayudar controlar esta dolencia?

La pérdida de peso a través de una combinación de dieta saludable y ejercicios físicos puede ayudar a prevenir esta enfermedad, además de proteger al hígado y mejorar su funcionamiento.

-¿Cuáles son los cambios alimenticios recomendados?

A estos pacientes se les aconseja evitar casi por completo el consumo de grasas, ya que son las responsables de la inflamación de este órgano. Además, deben moderar la ingesta de carbohidratos y aumentar el consumo de frutas, verduras y legumbres, ya que son fuente natural de vitaminas y minerales que el organismo necesita para funcionar. Por otro lado, deben evitar la sal, que empeora la acumulación de líquidos y la hinchazón en el hígado, los azúcares y el alcohol.

-¿Qué tipos de grasas hay y cuáles se aconsejan para las personas con hígado graso?

Hay 4 tipos de grasas principales: las **saturadas**, que se encuentran en las carnes rojas, la manteca, las grasas vegetales y la leche y sus derivados; las ***trans***, presentes en galletas y pasteles horneados comercialmente y en los alimentos fritos como donuts y papas a la francesa; las **monoinsaturadas**, que están en los aceites de oliva, de maní y de canola; y las **poliinsaturadas**, que se encuentran en los aceites de maíz y de soga, algunos tipos de nueces y los pescados grasos como el salmón o la caballa. En esta dieta, lo ideal es sustituir las grasas saturadas y las *trans* por monoinsaturadas y poliinsaturadas, especialmente las que contienen ácidos grasos Omega-3.

-¿El consumo de fibras y el café son buenos para el hígado graso?

Sí. Las verduras, las frutas, el pan y las pastas integrales ayudan a sentir una mayor sensación de saciedad por más tiempo y a disminuir la absorción de grasas y azúcares innecesarios. En cuanto al café, distintos estudios realizados en pacientes con hígado graso demostraron que aquellos que lo bebían de forma habitual tenían menos daño en el órgano que los que no lo hacían. Sin embargo, aún no está claro cómo el mismo influye en este sentido.

-¿Es cierto que el consumo de fructuosa puede generar hígado graso?

Sí. La fructuosa, presente en gaseosas, bebidas de fruta, caramelos, mermeladas, snacks y yogures, puede causar esta dolencia.

-¿Las personas con hígado graso pueden beber alcohol de forma moderada?

No. En una persona que presenta esta enfermedad su consumo, incluso en pequeñas cantidades, puede agravar el daño hepático por lo que no está recomendado.

-¿Con una dieta saludable libre de grasas se puede beber alcohol sin problemas?

No. Cuando el hígado tiene que eliminar cantidades importantes de alcohol, la función hepática normal se interrumpe, lo que causa un desequilibrio químico. Por más que una persona lleve una dieta saludable, si este órgano debe eliminar alcohol continuamente, sus células se destruyen o se alteran por infiltración de grasa, se inflaman o sufren fibrosis o cicatrices extensas e irreversibles.

-¿Qué dieta se aconseja para las personas con cirrosis?

Junto con los cambios alimenticios ya mencionados, en estos pacientes es muy importante seguir una dieta baja en sodio para prevenir la acumulación de líquido y controlar la hinchazón y la ascitis.

-¿Qué otros consejos se les puede dar a estos pacientes?

Es importante que consuman alimentos que contribuyan a mejorar la depuración del hígado, como la alcachofa y la espirulina, y coman en porciones pequeñas varias veces al día. Esto ayuda a que el órgano procese mejor los alimentos y acelera el metabolismo.

Además, a la hora de cocinar deben utilizar aceite de oliva, ya que este posee grasas más saludables y propiedades antioxidantes que los de otras semillas.

-¿Qué suplementos vitamínicos y minerales se utilizan para el hígado graso?

Para estos pacientes se recomiendan suplementos del complejo vitamínico B, C y E, que actúan como protectores frente a la inflamación hepática. También los que incluyen ácidos Omega-3.

En caso de cirrosis pueden ser necesarios suplementos nutritivos para contrarrestar la desnutrición asociada y vitamina K para prevenir el sangrado excesivo. Además, se está estudiando la utilización de N-acetil-cisteína (NAC), que podría ayudar a recuperar los daños hepáticos generados por el estrés oxidativo.

-¿Qué función cumple la vitamina E y cuál es la dosis recomendada para estos casos?

Esta sustancia es antioxidante, por lo que protege al tejido del cuerpo contra los daños causados por los radicales libres y también colabora con el sistema inmunitario, la formación de los glóbulos rojos y la dilatación de los vasos sanguíneos.

La dosis diaria recomendada para pacientes con hígado graso es de 800 UI. Su consumo en general no es riesgoso, aunque en dosis muy altas puede incrementar el riesgo de un accidente cerebrovascular hemorrágico y de defectos congénitos. Además, su uso no se aconseja para los pacientes que toman anticoagulantes.

-¿Y la vitamina C?

También es un antioxidante muy importante para los huesos, la piel y el tejido conectivo, que ayuda al organismo a absorber el hierro y estimula la curación. En cuanto al hígado graso, hay indicios de que podría colaborar en la prevención de su desarrollo.

Esta vitamina se encuentra en frutas y verduras, en especial los cítricos, los pimientos, el tomate, el brócoli y las verduras de hoja verde. En adultos la dosis diaria recomendada es de entre 65 y 85 mg y un exceso en su consumo puede causar diarrea, acidez, náuseas, vómitos e insomnio.

-¿Qué son los ácidos Omega-3?

Estos ácidos son un tipo de grasa poliinsaturada que está presente en alimentos como el salmón, la caballa, la trucha de lago, el arenque, las sardinas, el atún, las semillas de lino, las nueces, la soja y el aceite de linaza. Los mismos fortalecen las neuronas, ayudan a mantener el corazón sano y reducen los niveles de triglicéridos.

Se venden como suplemento en cápsulas de origen vegetal y como aceite de pescado. Se toman 1 o 2 veces al día con o sin alimentos y la dosis diaria recomendada es de 250 mg. Si se toma según las indicaciones es muy seguro. Entre sus efectos secundarios se encuentran el mal aliento, las náuseas y la diarrea.

-¿Qué es la N-acetil cisteína y cómo se utiliza?

Es un derivado del aminoácido L-cisteína, que forma parte de las proteínas. Se lo utiliza para tratar la tos, la sequedad en los ojos, la gripe y otras condiciones pulmonares. Se estima que puede aportar beneficios para la salud del hígado, aunque de momento no hay estudios concluyentes al respecto.

En general se emplean dosis de 200 mg, entre 2 y 3 veces al día. Su uso es seguro para la mayoría de los adultos. Como efectos secundarios puede causar náuseas, vómitos, diarrea o estreñimiento, además de causar interacciones con algunos medicamentos anticoagulantes.

-¿Son realmente efectivos estos suplementos?

Se cree que estos suplementos antioxidantes podrían ayudar a proteger al hígado mediante la neutralización o la reducción del daño que causa la inflamación. No obstante, se necesitan más investigaciones sobre este tema para poder confirmar su eficacia. Por ello antes de comenzar a tomar cualquier producto siempre es importante consultar a un médico especialista.

Parte 2. Jugos naturales para el hígado graso y la cirrosis

Se estima que el 25 % de las personas padecen de hígado graso, una enfermedad en la que se produce una acumulación anómala de grasas en el interior de las células hepáticas. Cada vez que este órgano sufre una lesión, intenta repararse a sí mismo y, en ese proceso, genera una cicatriz que dificulta su funcionamiento. Cuando el 70 por ciento del hígado se encuentra en ese estado aparece la cirrosis.

En la mayoría de los casos esta dolencia es causada por el consumo excesivo de alcohol, desórdenes digestivos, toxinas, obesidad, infecciones o el uso de ciertos medicamentos, como los bloqueadores de los canales de calcio y los corticoides. Para prevenir y tratarla se recomienda llevar una dieta saludable con bajo contenido graso, practicar ejercicio en forma regular y reducir los niveles de colesterol y triglicéridos. Por otro lado, el consumo de jugos naturales también podría ayudar en esta tarea.

Para conocer más sobre este tema entrevistamos al Dr. Mario Vega Carbó, especialista en endocrinología, nutrición y medicina familiar, quién en la actualidad se desempeña como endocrinólogo en el Centro Médico Santa Fe y en el Consultorio Vega & Vado.

-Doctor, ¿el hígado graso solo afecta a personas adultas?

No, junto con la obesidad el hígado graso es la enfermedad hepática más frecuente en niños y adolescentes. Por eso es importante prevenir sus síntomas y alentar desde la infancia los hábitos de vida saludables. De lo contrario, un niño con esta dolencia se convertirá en un futuro diabético, un hipertenso o un enfermo coronario.

-¿El hígado graso es realmente una afección de la que hay que preocuparse?

Sí. Además de provocar cirrosis, que es una enfermedad crónica e irreversible, esta dolencia puede generar complicaciones metabólicas, cardiovasculares e inclusive ser factor de riesgo para el desarrollo de ciertos tipos de cáncer. Se estima que más del 80 por ciento de los pacientes con hígado graso desarrollan resistencia a la insulina y al menos 2 componentes del síndrome metabólico.

-¿Cómo la jugoterapia puede ayudar en estos casos?

La jugoterapia es un tipo de tratamiento que busca prevenir y curar determinadas enfermedades mediante el consumo de jugos elaborados con frutas y verduras, que son reconocidas por su alta calidad nutricional. En este caso puntual se cree que podrían aportar nutrientes que contribuyan a mejorar la depuración del hígado y disminuir su fibrosis.

-¿Qué clase de jugos se recomiendan para el hígado graso?

Entre los más usados para estos casos se encuentran el jugo de remolacha y limón, el jugo de brócoli y pepino, el jugo de alcachofa, manzana y apio, el jugo de espinaca, zanahoria y toronja, el batido de banana con curcumina y el jugo de melón y menta.

-¿Cómo se prepara el jugo de remolacha y limón?

Esta bebida se hace con 1 remolacha y 1 limón grande. Primero hay que lavar, pelar y cortar la hortaliza en trozos pequeños y exprimir la fruta. Luego los ingredientes se colocan en la licuadora y se mezclan hasta obtener una textura espesa. Lo ideal es tomar 2 vasos por día, uno por la mañana en ayunas y otro a media tarde.

La remolacha tiene un efecto depurativo que ayuda a eliminar grasas del hígado, mientras que el limón colabora con la digestión, por lo que son muy recomendados.

-¿Y el de brócoli y pepino?

Este jugo lleva 100 gramos de brócoli, 1 pepino, 1 zanahoria, 1 limón grande y 500 ml de agua. Primero hay que lavar y cortar el brócoli, y pelar y trocear la zanahoria y el pepino. Luego se exprime el limón y todos los ingredientes se colocan en la licuadora para su mezcla. Se aconseja su consumo 2 veces al día, por la mañana y antes de cenar, por no más de 2 semanas. El brócoli contiene vitamina E y azufre, que son buenas para el hígado, y el pepino es diurético y depurador.

-¿Cómo se elabora el de alcachofa, manzana y apio?

Este jugo requiere de 1 alcachofa, 1 manzana verde, 2 tallos de apio, 500 ml de agua y 1 limón. Primero hay que lavar la alcachofa, hervir sus hojas en agua durante un minuto y dejarlas en reposo mientras se trocea el corazón. Luego se pela y se corta la manzana, se exprime el limón y todos los ingredientes se agregan a la licuadora para su mezcla.

También se bebe 2 veces al día, por la mañana en ayunas y media hora antes de cenar. La alcachofa y la manzana tienen propiedades antioxidantes. Además, la primera es diurética y la segunda ayuda al tránsito intestinal, mientras que el apio es depurativo.

-¿Y el jugo de espinaca, pepino y toronja?

Esta bebida se hace con 1 taza de espinacas, 1 zanahoria y el jugo de 2 toronjas. Los ingredientes se mezclan en la licuadora y, una vez listo, se bebe por las mañanas en ayunas.

La espinaca tiene clorofila y vitamina E que ayudan a eliminar las grasas del hígado, mientras que la toronja posee naringenina que facilita la oxidación.

-¿Cómo se hace el batido de banana con curcumina?

Esta bebida lleva 250 ml de leche de coco, 2 bananas, una cucharada de jengibre y otra de curcumina. Estos ingredientes se colocan en la licuadora y se toma sin colar, de preferencia en ayunas por la mañana.

La banana cuenta con vitaminas B, C y E, mientras que la curcumina es antioxidante y antiinflamatorio para el hígado.

-¿Y el jugo de melón y menta?

Este requiere medio melón, 5 hojas de menta, una cucharada de miel y hielo. Para su preparación hay que pelar y trocear la fruta y colocar todo en una licuadora, donde se mezcla hasta que la bebida quede sin grumos. Se toma 2 veces al día, por la mañana y por la tarde.

El melón aporta vitamina C y es diurético, lo que ayuda a la depuración del hígado. Por su parte la menta colabora con su desinflamación.

-¿Son realmente efectivos estos jugos para tratar el hígado graso y la cirrosis?

La evidencia científica no es determinante y aún queda mucho por investigar sobre este tema. Sin embargo hay indicios que indican que su consumo podría ser útil dentro de un tratamiento completo para combatir esta dolencia.

-¿Si bebo estos jugos naturales con regularidad no preciso hacer dieta ni ejercicios?

No, los jugos naturales pueden ayudar como un elemento más dentro del tratamiento, pero los cambios en el estilo de vida, la alimentación sana y evitar el alcohol son medidas que funcionan como la mejor forma de controlar el hígado graso y reducir sus riesgos.

-¿Los nervios, la angustia y el enfado pueden dañar al hígado?

No, este tipo de reacciones y los cambios en el estado de ánimo no interfieren directamente en el funcionamiento del hígado.

-Por último, ¿qué otros consejos le daría a una persona que practica la jugoterapia?

A estos pacientes les diría que no beban el mismo jugo por más de 15 días seguidos. Lo mejor es tomarlos por 2 semanas y cambiar por otro para hacer pequeños descansos.

Además, es importante que entiendan que estas bebidas no suplantan a una alimentación balanceada, ya que no cuentan con la cantidad de grasas, proteínas y micronutrientes esenciales que necesita el organismo. Pueden servir como un complemento pero no funcionar como único alimento, ya que de lo contrario pueden generar un déficit de calorías grave.

Por ello, antes de iniciar cualquier tipo de dieta por cuenta propia, siempre es importante consultar a un médico especialista.

Parte 3. Remedios naturales para el hígado graso y la cirrosis

El hígado es el órgano más grande del cuerpo. Está situado en la parte superior derecha del abdomen y se encarga de metabolizar los alimentos, almacenar la energía y eliminar y filtrar las sustancias tóxicas.

Entre las principales dolencias que pueden afectarlo se encuentran el hígado graso y la cirrosis. El tratamiento de estas enfermedades busca manejar los factores de riesgo y que el paciente lleve una vida saludable. Esto incluye el descenso de peso, seguir una dieta con bajo contenido de grasas, dulces y sal, evitar el alcohol, realizar actividad física regular y reducir los niveles de colesterol y triglicéridos.

Además, también se les recomienda que se vacunen contra las hepatitis A y B para evitar posibles virus. Por otro lado, se cree que el uso de remedios naturales y plantas medicinales también podría ayudar a tratar estas dolencias.

Para conocer más sobre este tema consultamos al Dr. Mario Vega Carbó, especialista en endocrinología, nutrición y medicina familiar, quién en la actualidad se desempeña en el Centro Médico Santa Fe y en el Consultorio Vega & Vado.

-Doctor, ¿qué medicamentos se utilizan para tratar el hígado graso?

De momento no hay medicamentos aprobados para tratar esta dolencia. Se está investigando para determinar si algunos fármacos para la diabetes o la vitamina E pueden ayudar en su recuperación, pero aún se necesitan más estudios al respecto.

Hoy la principal terapia para estos casos apunta a que el paciente deje de beber alcohol y baje de peso para reducir la grasa, la inflamación y la fibrosis en el hígado. Además en los casos de cirrosis se suelen recetar diuréticos para eliminar la acumulación de líquido.

-¿Qué es la medicina alternativa y cómo puede colaborar en estos casos?

La medicina alternativa es un tipo de terapia con bajo riesgo que se utiliza en conjunto o en lugar de los tratamientos convencionales para prevenir o a curar distintos tipos de enfermedades. Esta incluye por ejemplo a la acupuntura, la quiropráctica, la meditación, el yoga y el empleo de remedios naturales.

En el caso del hígado graso, se estima que el uso de ciertas hierbas y plantas podría contribuir a mejorar la depuración del órgano y disminuir su fibrosis.

-¿Qué hierbas o plantas naturales se recomiendan para el hígado graso?

Entre las más utilizadas para estos casos se encuentran la alcachofa, el blupeurum, la curcumina, el cardo mariano, la espirulina y el diente de león.

-¿Cómo se prepara la alcachofa y para qué sirve?

La alcachofa es una planta herbácea muy baja en calorías que protege al hígado gracias a sus propiedades antioxidantes y diuréticas. Además ayuda a bajar el colesterol y los triglicéridos.

Se puede consumir en su estado natural, al horno o cocida. También como infusión hirviendo sus hojas durante un minuto y dejándola reposar otros 15 antes de colarla.

¿Y el blupeurum y el cardo mariano?

El blupeurum es un género de plantas perteneciente a la familia *apiaceae* que previene el estancamiento de toxinas y ayuda a eliminar las obstrucciones en el hígado. Se vende en fórmulas dietéticas de 500 mg y se recomienda tomar 3 cápsulas 2 veces al día, antes o después de las comidas acompañadas de agua.

Por su parte, el cardo mariano es una planta de cuyas semillas se extrae la silimarina, a la que se le atribuyen propiedades antioxidantes y protectoras del hígado. Se vende en forma de cápsula oral, comprimido y extracto líquido. La dosis recomendada es de 300 a 600 mg por día, por 6 a 12 meses como mínimo.

-¿La curcumina ayuda a disminuir la fibrosis del hígado?

Se cree que la curcumina, un ingrediente activo de la planta cúrcuma, bloquea la activación de las células estelares y evita la producción de matriz extracelular gracias a su poder antioxidante y antiinflamatorio. Se utiliza en dosis de 500 a 1.000 mg al día, después de las comidas.

-¿Qué son la espirulina y el diente de león?

La espirulina es un tipo de alga muy utilizada por ser fuente de vitaminas, minerales, antioxidantes y proteínas, y que también se estima que podría mejorar la depuración del hígado. La dosis recomendada para estos casos es de 4,5 gramos por día.

En tanto, el diente de león es una planta herbácea cuyas raíces y hojas se emplean para tratar problemas digestivos por su poder diurético y depurativo. Su infusión se prepara mezclando hojas secas en agua y dejando hervir durante 5 minutos. Luego se deja reposar, se cuela y se bebe tibia 2 veces al día después de las comidas principales. También se venden en cápsulas de polvo o de extracto seco.

-¿Qué efectos secundarios pueden causar estos remedios?

El cardo mariano puede causar diarrea, estreñimiento, náuseas, vómitos, dolor de cabeza, distensión abdominal y reacciones alérgicas. Además, las personas con diabetes deben utilizarlo con precaución, ya que puede disminuir la glucosa en la sangre.

Por su parte, la curcumina puede provocar malestar estomacal y hacer que la persona sangre con mayor facilidad, mientras que los que toman espirulina pueden presentar erupciones en la piel, sed y estreñimiento.

En tanto, el diente de león no se puede administrar en caso de obstrucción de las vías biliares.

-¿Si consumo estas plantas naturales no preciso hacer dieta ni ejercicios para bajar de peso?

No, los remedios naturales pueden ayudar como un elemento más dentro del tratamiento, pero los cambios en el estilo de vida, la alimentación sana y evitar el alcohol son medidas que ayudan a controlar el hígado graso y reducir sus riesgos.

-¿Dónde se consiguen estos remedios?

Estas hierbas y plantas se venden en supermercados, tiendas de alimentos naturales y dietéticas, y de forma online a través de internet.

-¿Son realmente efectivos estos productos?

De momento no se ha comprobado que ninguna terapia de medicina alternativa ayude a curar el hígado graso. Sin embargo, los compuestos naturales mencionados y otros más se están investigando y hay indicios de que pueden ayudar dentro de un tratamiento global contra esta dolencia. No obstante, es importante siempre consultar a un médico especialista antes de comenzar a tomar cualquier producto.

-¿El consumo de cannabis es bueno para el hígado?

No. El consumo de cannabis agrava y acelera la lesión hepática por lo que debe evitarse. Lo mismo el tabaco, que aumenta la fibrosis y la inflamación en diversas enfermedades crónicas.

-¿Hay algún peligro real en tomar remedios naturales?

Este tipo de productos no están regulados como los medicamentos tradicionales y no precisan someterse a pruebas estrictas para colocarse a la venta. Por ello es importante ser muy cuidadosos a la hora de utilizarlos, ya que el hecho de que sean naturales o que se hayan empleado durante años de forma popular no quiere decir que sean seguros.

Estas hierbas tienen sustancias químicas que, si son utilizadas en exceso, pueden dañar al hígado en forma severa. Siempre hay que consultar a un médico especialista antes de comenzar cualquier tratamiento por cuenta propia.

-¿Quiénes no deberían tomar estos remedios naturales?

Su uso no se recomienda en ancianos, niños, embarazadas, lactantes y en pacientes que van a pasar por una cirugía. Además, en caso de tomar algún tipo de medicación, hay que consultar al médico ya que muchos de estos remedios naturales pueden causar interacciones con otros fármacos.

-Por último, ¿qué otros consejos le daría a una persona que va a comenzar a utilizar estas hierbas?

Para evitar efectos secundarios es importante que comiencen su utilización en dosis pequeñas e ir subiendo la cantidad en forma gradual hasta que el organismo se acostumbre. Por otro lado, frente a cualquier síntoma, deben dejar de tomarlas y consultar a un médico especialista.

EPÍLOGO

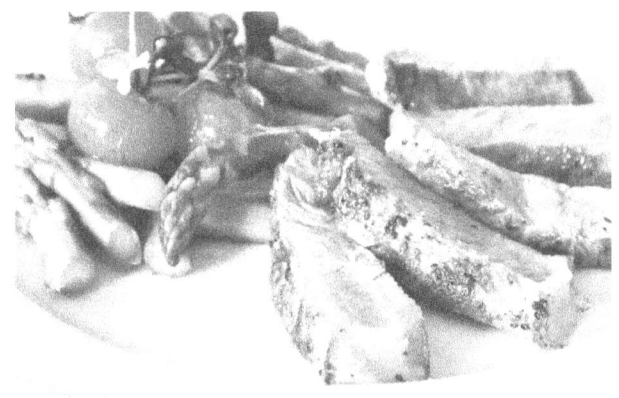

Cerramos este libro con una síntesis de los principales puntos discutidos en relación al Hígado Graso y su consecuencia más temida, la cirrosis.

Esta sección presenta una breve revisión de los consejos fundamentales para complementar los tratamientos médicos tradicionales, mediante un estilo de vida saludable que involucre buenos hábitos de alimentación, ejercicio y aspectos psicológicos y emocionales para combatir los problemas de salud causados por las alteraciones hepáticas.

Cuando llegas a la edad adulta para mantenerte saludable debes tomar la decisión de hacerlo porque el paso del tiempo inevitablemente trae consigo el desgaste de nuestros órganos y nuestro cuerpo ya no tiene la misma actividad metabólica de antes.

Si tan solo fuésemos un poco más conscientes de que las pequeñas decisiones acumulan un resultado contundente tal vez seríamos más cuidadosos en muchos aspectos de nuestra vida, no solo nuestra alimentación.

Por comodidad, falta de tiempo, cultura o falta de información a veces aceptamos patrones de conducta autodestructiva que restan nuestro potencial de ser saludables, por ejemplo, pensar que la actividad física es ardua, aburrida y "no es para nosotros" cuando en realidad existen cientos de posibilidades.

Aprovecha el tiempo en la consulta y no temas preguntar

También existe el estigma de que los doctores son figuras ajenas al paciente, repletas de conocimiento, pero accesibles solo en el momento del chequeo, cuando dice si hubo progreso o no con el tratamiento.

Tu médico sólo puede orientarte si preguntas aquello que te inquieta y para eso será necesario que le expreses cuáles son tus dudas y temores, de otra manera, solo se quedarán en tu mente esperando una respuesta.

No temas entablar una conversación con un profesional de salud, en la mayoría de los casos los doctores y enfermeras agradecen que el paciente pregunte antes de cometer cualquier imprudencia.

Esto demuestra que la persona está interesada en recuperarse y, por ende, los doctores se mostrarán más comprensivos y abiertos a explicar lo que necesita saber.

Si notas efectos secundarios, molestias o descubriste algún remedio pregunta antes de realizarlo y espera una respuesta antes de proceder. De esta manera evitarás problemas que podrían ser graves.

Investiga acerca de tu condición médica

Cuanta más información tengas más consciente serás de qué está ocurriendo con tu cuerpo y tendrás mayor capacidad de decidir qué hacer para recobrar la salud.

Aunque parezca increíble hay personas que se conforman con repetir aquello que escucharon del doctor, sin entender muy bien las implicaciones que esto tiene. Aquí hay un fallo colosal.

Si el paciente no entiende exactamente qué le sucede no podrá evitar lo que empeora la situación ni podrá acercarse a lo que realmente va a aliviar su problema. Es como si caminara por una habitación con los ojos cerrados.

Lee, investiga y conversa con otras personas que tengan una condición similar. No te quedes con una única opinión, después de todo, tu salud está en juego.

Comparte con otros el diagnóstico ¡No te quedes callado!

Comenta con tu familia y amigos qué está sucediendo, de esta manera recibirás apoyo, compresión y será más fácil para ti incorporar nuevos hábitos como hacer ejercicio o comer de manera más equilibrada.

Así como aprendemos hábitos nocivos porque imitamos a otros, también podemos adaptar nuevas conductas si todo el grupo colabora. Esto tiene grandes implicaciones positivas pues en realidad, estás evitando que el problema siga extendiéndose.

Si tienes hígado graso es muy probable que en tu familia alguien más tenga la condición, así que el diagnóstico de uno es una señal de que algo no está bien en todos.

Tu salud es lo más importante que tienes y al mismo tiempo es lo más delicado y vulnerable, así que date cuenta de tu posición y toma acción a tu favor.

La salud está dentro de ti

REFERENCIAS

Referencias de la Sección 1

(1) C. Moctezuma-Velázquez (2018) Tratamiento actual de la enfermedad por hígado graso no alcohólico Vol. 83. Núm. 2. Páginas 125-133 (Abril - Junio 2018)

(2) Rocio Aller de La Fuente, Natalia Fernández Angulo, Daniel de Luis Roman (2019) Nutrición en el hígado graso no alcohólico. Vol. XIII - Número 2 – 2019 pp. 89-98.

(3) Paola Vitaglione, Giovanna Mazzone, Vincenzo Lembo, Giuseppe D'Argenio, Antonella Rossi, Maria Guido, Marcella Savoia, Federico Salomone, Ilario Mennella, Francesca De Filippis, Danilo Ercolini, Nicola Caporaso and Filomena Morisco (2019) Coffee prevents fatty liver disease induced by a high-fat diet by modulating pathways of the gut–liver axis. Journal of Nutritional Science (2019), vol. 8, e15, page 1 of 11.

(4) Green Med Diet cuts Non-Alcoholic Fatty Liver Disease by Half - BGU Study. Disponible en: https://in.bgu.ac.il/en/pages/news/fatty_liverdisease.aspx

(5) Penn State. "Green tea extract combined with exercise reduces fatty liver disease in mice: Although untested in human trials, results suggest a potential health strategy." ScienceDaily. Science Daily, 14 February 2020. <www.sciencedaily.com/releases/2020/02/200214134655.htm>.

(6) Fonyuy E. Wirngo, Max N. Lambert, and Per B. Jeppesen (2016) The Physiological Effects of Dandelion (Taraxacum Officinale) in Type 2 Diabetes. Rev Diabet Stud. 2016 Summer-Fall; 13(2-3): 113–131. Published online 2016 Aug 10. doi: 10.1900/RDS.2016.13.113

(7) Hemant Poudyalad, Sunil K. Panchald, Jennifer Waandersb, Leigh Wardc, Lindsay Brown (2012) Lipid redistribution by α-linolenic acid-rich chia seed inhibits stearoyl-CoA desaturase-1 and induces cardiac and hepatic protection in diet-induced obese rats. The Journal of Nutritional Biochemistry Volume 23, Issue 2, February 2012, Pages 153-162.

(8) Shidfar, F., Faghihi, A., Amiri, H. L., & Mousavi, S. N. Regression of Nonalcoholic Fatty Liver Disease with Zinc and Selenium Co-supplementation after Disease Progression in Rats. Iranian journal of medical sciences.2018;43(1):26-31.

(9) Bouazza, A., et al. Effect of fruit vinegars on liver damage and oxidative stress in high-fat-fed rats. Pharmaceutical biology. 2016;54(2): 260-265

(10) Halima, B.H., et al. Apple Cider Vinegar Attenuates Oxidative Stress and Reduces the Risk of Obesity in High-Fat-Fed Male Wistar Rats. Journal of Medicinal Food. January 2018;21(1):70-80.

(11) Otrubová, O., et al. Therapeutic effects of N-acetyl-L-cysteine on liver damage induced by long-term CCl4 administration. General physiology and biophysics. January 2018; 37(1): 23-31.

(12) Morley, K.C., et al. N-acetyl cysteine in the treatment of alcohol use disorder in patients with liver disease: Rationale for further research. Expert opinion on investigational drugs. August 2018;27(8): 667-675.

(13) Mansour-Ghanaei, F., Pourmasoumi, M., Hadi, A., and Joukar, F. Efficacy of curcumin/turmeric on liver enzymes in patients with non-alcoholic fatty liver disease: A systematic review of randomized controlled trials. Integrative Medicine Research. 2019 Mar;8(1):57-61.

(14) Paul Clerc and Marialena Mouzaki, MD MSc (2019) Omega-3 for nonalcoholic fatty liver disease in children. Can Fam Physician. 2019 Jan; 65(1): 34–38.

(15) A. Ruiz-Margáin, O. Méndez-Guerrero, B.M. Román-Calleja, S. González-Rodríguez, G. Fernández-del-Rivero, P.A. Rodríguez-Córdova, A. Torre, R.U. Macías-Rodríguez (2018) Manejo dietético y suplementación con aminoácidos de cadena ramificada en cirrosis hepática. Vol. 83. Núm. 4. páginas 424-433 (Octubre - Diciembre 2018)

(16) Puneeta Tandon, Kathleen Patricia Ismond, Kenneth Riess, Andres Duarte-Rojo, Bandar Al-Judaibi, Michael Andrew Dunn, Jennifer Holman, Nancy Howes, Mark Joseph Franklin Haykowsky, Deborah Ann Josbeno, Margaret McNeely (2018) Exercise in cirrhosis: Translating evidence and experience to practice. J Hepatol. 2018 Nov;69(5):1164-1177. doi: 10.1016/j.jhep.2018.06.017. Epub 2018 Jun 30.

Referencias de la Sección 2

(1) Yung-Ju Chen, Matthew A Wallig, Elizabeth H Jeffery, Dietary Broccoli Lessens Development of Fatty Liver and Liver Cancer in Mice Given Diethylnitrosamine and Fed a Western or Control Diet, The Journal of Nutrition, Volume 146, Issue 3, March 2016, Pages 542–550, https://doi.org/10.3945/jn.115.228148

(2) Robbins, M. G., Andersen, G., Somoza, V., Eshelman, B. D., Barnes, D. M., & Hanlon, P. R. (2011). Heat treatment of Brussels sprouts retains their ability to induce detoxification enzyme expression in vitro and in vivo. Journal of food science, 76(3), C454–C461. https://doi.org/10.1111/j.1750-3841.2011.02105.x

(3) Vasanthi, H. R., Mukherjee, S., & Das, D. K. (2009). Potential health benefits of broccoli- a chemico-biological overview. Mini reviews in medicinal chemistry, 9(6), 749–759. https://doi.org/10.2174/138955709788452685

(4) Domitrović, R., &Potočnjak, I. (2016). A comprehensive overview of hepatoprotective natural compounds: mechanism of action and clinical perspectives. Archives of toxicology, 90(1), 39–79. https://doi.org/10.1007/s00204-015-1580-z

(5) Madrigal-Santillán, E., Madrigal-Bujaidar, E., Álvarez-González, I., Sumaya-Martínez, M. T., Gutiérrez-Salinas, J., Bautista, M., Morales-González, Á., García-Luna y González-Rubio, M., Aguilar-Faisal, J. L., & Morales-González, J. A. (2014). Review of natural products with hepatoprotective effects. World journal of gastroenterology,

20(40),14787–14804.
https://doi.org/10.3748/wjg.v20.i40.14787

(6) Seo, H. J., Jeong, K. S., Lee, M. K., Park, Y. B., Jung, U. J., Kim, H. J., & Choi, M. S. (2003). Role of naringin supplement in regulation of lipid and ethanol metabolism in rats. Life sciences, 73(7), 933–946. https://doi.org/10.1016/s0024-3205(03)00358-8

(7) Clifford, T., Howatson, G., West, D. J., & Stevenson, E. J. (2015). The potential benefits of red beetroot supplementation in health and disease. Nutrients, 7(4), 2801–2822. https://doi.org/10.3390/nu7042801

(8) Szaefer, H., Krajka-Kuźniak, V., Ignatowicz, E., Adamska, T., & Baer-Dubowska, W. (2014). Evaluation of the effect of beetroot juice on DMBA-induced damage in liver and mammary gland of female Sprague-Dawley rats. Phytotherapy research : PTR, 28(1), 55–61. https://doi.org/10.1002/ptr.4951

(9) Bahrami, A., Teymoori, F., Eslamparast, T., Sohrab, G., Hejazi, E., Poustchi, H., & Hekmatdoost, A. (2019). Legume intake and risk of nonalcoholic fatty liver disease. Indian journal of gastroenterology : official journal of the Indian Society of Gastroenterology, 38(1), 55–60. https://doi.org/10.1007/s12664-019-00937-8

(9) American Chemical Society. (2000, December 20). Avocados Contain Potent Liver Protectants. ScienceDaily. Retrieved March 29, 2021 from www.sciencedaily.com/releases/2000/12/001219074822.htm

(10) Hamad, E. M., Taha, S. H., Abou Dawood, A. G., Sitohy, M. Z., & Abdel-Hamid, M. (2011). Protective effect of whey proteins against nonalcoholic fatty liver in rats. Lipids in health and disease, 10, 57. https://doi.org/10.1186/1476-511X-10-57

(11) Sharma V. Probiotics and Liver Disease. permj. 2 de diciembre de 2013;17(4):62-7. https://doi.org/10.7812/TPP/12-144

(12) Hamad, E. M., Taha, S. H., Abou Dawood, A. G., Sitohy, M. Z., & Abdel-Hamid, M. (2011). Protective effect of whey proteins against nonalcoholic fatty liver in rats. Lipids in health and disease, 10, 57. https://doi.org/10.1186/1476-511X-10-57

(13) Khoshbaten, M., Aliasgarzadeh, A., Masnadi, K., Farhang, S., Tarzamani, M. K., Babaei, H., Kiani, J., Zaare, M., &Najafipoor, F. (2010). Grape seed extract to improve liver function in patients with nonalcoholic fatty liver change. Saudi journal of gastroenterology : official journal of the Saudi Gastroenterology Association, 16(3), 194–197. https://doi.org/10.4103/1319-3767.65197

(14) Chen, S., Teoh, N. C., Chitturi, S., & Farrell, G. C. (2014). Coffee and non-alcoholic fatty liver disease: brewing evidence for hepatoprotection?. Journal of gastroenterology and hepatology, 29(3), 435–441. https://doi.org/10.1111/jgh.12422

(15) Morisco, F., Lembo, V., Mazzone, G., Camera, S., & Caporaso, N. (2014). Coffee and liver health. Journal of clinical gastroenterology, 48 Suppl 1, S87–S90. https://doi.org/10.1097/MCG.0000000000000240

(16) Wadhawan M, Anand AC. Coffee and Liver Disease. J Clin Exp Hepatol. 2016 Mar;6(1):40-6. doi: 10.1016/j.jceh.2016.02.003. Epub 2016 Feb 27. PMID: 27194895; PMCID: PMC4862107.

(17) Panahi, Y., Valizadegan, G., Ahamdi, N., Ganjali, S., Majeed, M., & Sahebkar, A. (2019). Curcuminoids plus piperine improve nonalcoholic fatty liver disease: A clinical trial. Journal of cellular biochemistry, 120(9), 15989–15996. https://doi.org/10.1002/jcb.28877

(18) Rahmani, S., Asgary, S., Askari, G., Keshvari, M., Hatamipour, M., Feizi, A., & Sahebkar, A. (2016). Treatment of Non-alcoholic Fatty Liver Disease with Curcumin: A Randomized Placebo-controlled Trial. Phytotherapy research : PTR, 30(9), 1540–1548. https://doi.org/10.1002/ptr.5659

(19) Kwon, H. J., Kim, Y. Y., & Choung, S. Y. (2005). Amelioration effects of traditional Chinese medicine on alcohol-induced fatty liver. World Journal of Gastroenterology: WJG, 11(35), 5512.

(20) Li, X., Qu, L., Dong, Y., Han, L., Liu, E., Fang, S., … & Wang, T. (2014). A review of recent research progress on the astragalus genus. Molecules, 19(11), 18850-18880.

(21) Zhang, X., Xu, Y., Chen, J. M., Liu, C., Du, G. L., Zhang, H., Chen, G. F., Jiang, S. L., Liu, C. H., Mu, Y. P., & Liu, P. (2017). Huang Qi Decoction Prevents BDL-Induced Liver Fibrosis Through Inhibition of Notch Signaling Activation. The American journal of Chinese medicine, 45(1), 85–104. https://doi.org/10.1142/S0192415X17500070

(22) Choi, D. J., Kim, S. C., Park, G. E., Choi, B. R., Lee, D. Y., Lee, Y. S., Park, S. B., Park, Y. I., & Kim, G. S. (2020). Protective Effect of a Mixture of Astragalus membranaceus and Lithospermum erythrorhizon Extract against Hepatic Steatosis in High Fat Diet-Induced Nonalcoholic Fatty Liver (23) Disease Mice. Evidence-based complementary and alternative medicine :eCAM, 2020, 8370698. https://doi.org/10.1155/2020/8370698

(24) Rahimlou, M., Yari, Z., Hekmatdoost, A., Alavian, S. M., & Keshavarz, S. A. (2016). Ginger Supplementation in Nonalcoholic Fatty Liver Disease: A Randomized, Double-Blind, Placebo-Controlled Pilot Study. Hepatitis monthly, 16(1), e34897. https://doi.org/10.5812/hepatmon.34897

(25) Sahebkar A. (2011). Potential efficacy of ginger as a natural supplement for nonalcoholic fatty liver disease. World journal of gastroenterology, 17(2), 271–272. https://doi.org/10.3748/wjg.v17.i2.271

(26) Latief, U., & Ahmad, R. (2017). Herbal remedies for liver fibrosis: A review on the mode of action of fifty herbs. Journal of traditional and complementary medicine, 8(3), 352–360. https://doi.org/10.1016/j.jtcme.2017.07.002

(27) Hussain, M., Habib-Ur-Rehman, & Akhtar, L. (2017). Therapeutic benefits of green tea extract on various parameters in non-alcoholic fatty liver disease patients. Pakistan journal of medical sciences, 33(4), 931–936. https://doi.org/10.12669/pjms.334.12571

(28) Yin, X., Yang, J., Li, T., Song, L., Han, T., Yang, M., Liao, H., He, J., & Zhong, X. (2015). The effect of green tea intake on risk of liver disease: a meta analysis. International

journal of clinical and experimental medicine, 8(6), 8339–8346.

(29) Morán-Ramos, S., Avila-Nava, A., Tovar, A. R., Pedraza-Chaverri, J., López-Romero, P., & Torres, N. (2012). Opuntia ficus indica (nopal) attenuates hepatic steatosis and oxidative stress in obese Zucker (fa/fa) rats. The Journal of nutrition, 142(11), 1956–1963. https://doi.org/10.3945/jn.112.165563

(30) Ncibi, S., Ben Othman, M., Akacha, A., Krifi, M. N., & Zourgui, L. (2008). Opuntia ficus indica extract protects against chlorpyrifos-induced damage on mice liver. Food and chemical toxicology : an international journal published for the British Industrial Biological Research Association, 46(2), 797–802. https://doi.org/10.1016/j.fct.2007.08.047

(31) Kilchoer, B., Vils, A., Minder, B., Muka, T., Glisic, M., & Bally, L. (2020). Efficacy of Dietary Supplements to Reduce Liver Fat. Nutrients, 12(8), 2302. https://doi.org/10.3390/nu12082302

(32) Iram Amanullah, Yusra Habib Khan, Iqraa Anwar, Aqsa Gulzar, Tauqeer Hussain Mallhi, Ahsan Aftab Raja. Effect of vitamin E in non-alcoholic fatty liver disease: a systematic review and meta-analysis of randomised controlled trials. Postgraduate Medical Journal. Volume 95, Issue 1129. http://dx.doi.org/10.1136/postgradmedj-2018-136364

(33) Vargas-Mendoza, N., Madrigal-Santillán, E., Morales-González, A., Esquivel-Soto, J., Esquivel-Chirino, C., García-Luna Y González-Rubio, M., Gayosso-de-Lucio, J. A., & Morales-González, J. A. (2014). Hepatoprotective

effect of silymarin. World journal of hepatology, 6(3), 144–149. https://doi.org/10.4254/wjh.v6.i3.144

(34) Vargas-Mendoza, N., Madrigal-Santillán, E., Morales-González, A., Esquivel-Soto, J., Esquivel-Chirino, C., García-Luna Y González-Rubio, M., Gayosso-de-Lucio, J. A., & (35) Morales-González, J. A. (2014). Hepatoprotective effect of silymarin. World journal of hepatology, 6(3), 144–149. https://doi.org/10.4254/wjh.v6.i3.144

(36) Polachi, N., Bai, G., Li, T., Chu, Y., Wang, X., Li, S., Gu, N., Wu, J., Li, W., Zhang, Y., Zhou, S., Sun, H., & Liu, C. (2016). Modulatory effects of silibinin in various cell signaling pathways against liver disorders and cancer - A comprehensive review. European journal of medicinal chemistry, 123, 577–595. https://doi.org/10.1016/j.ejmech.2016.07.070

(37) Oliveira, C. P., Gayotto, L. C., Tatai, C., Della Nina, B. I., Lima, E. S., Abdalla, D. S., Lopasso, F. P., Laurindo, F. R., & Carrilho, F. J. (2003). Vitamin C and vitamin E in prevention of Nonalcoholic Fatty Liver Disease (NAFLD) in choline deficient diet fed rats. Nutrition journal, 2, 9. https://doi.org/10.1186/1475-2891-2-9

(38) Wei, J., Lei, G. H., Fu, L., Zeng, C., Yang, T., & Peng, S. F. (2016). Association between Dietary Vitamin C Intake and Non-Alcoholic Fatty Liver Disease: A Cross-Sectional Study among Middle-Aged and Older Adults. PloS one, 11(1), e0147985. https://doi.org/10.1371/journal.pone.0147985

(39 Hajiaghamohammadi, A. A., Ziaee, A., &Samimi, R. (2012). The efficacy of licorice root extract in decreasing transaminase activities in non-alcoholic fatty liver disease: a randomized controlled clinical trial. Phytotherapy research : PTR, 26(9), 1381–1384. https://doi.org/10.1002/ptr.3728

(40) Chigurupati, H., Auddy, B., Biyani, M., & Stohs, S. J. (2016). Hepatoprotective Effects of a Proprietary Glycyrrhizin Product during Alcohol Consumption: A Randomized, Double-Blind, Placebo-Controlled, Crossover Study. Phytotherapy research : PTR, 30(12), 1943–1953. https://doi.org/10.1002/ptr.5699

(41) Plaza-Diaz J, Gomez-Llorente C, Abadía-Molina F, Saez-Lara MJ, Campaña-Martin L, Muñoz-Quezada S, Romero F, Gil A, Fontana L. Effects of Lactobacillus paracasei CNCM I-4034, Bifidobacterium breve CNCM I-4035 and Lactobacillus rhamnosus CNCM I-4036 on hepatic steatosis in ZuckerRats. PLOS ONE 2014. doi: 10.1371/journal.pone.0098401

(42) Eslamparast, T., Eghtesad, S., Hekmatdoost, A., & Poustchi, H. (2013). Probiotics and Nonalcoholic Fatty liver Disease. Middle East journal of digestive diseases, 5(3), 129–136.

(43) Park, E. J., Lee, Y. S., Kim, S. M., Park, G. S., Lee, Y. H., Jeong, D. Y., Kang, J., & Lee, H. J. (2020). Beneficial Effects of Lactobacillus plantarum Strains on Non-Alcoholic Fatty Liver Disease in High Fat/High Fructose Diet-Fed Rats. Nutrients, 12(2), 542. https://doi.org/10.3390/nu12020542

(44) Kobyliak, N., Abenavoli, L., Mykhalchyshyn, G., Kononenko, L., Boccuto, L., Kyriienko, D., & Dynnyk, O. (2018). A Multi-strain Probiotic Reduces the Fatty Liver Index, Cytokines and Aminotransferase levels in NAFLD Patients: Evidence from a Randomized Clinical Trial. Journal of gastrointestinal and liver diseases : JGLD, 27(1), 41–49. https://doi.org/10.15403/jgld.2014.1121.271.kby

(45) Farzanegi, P., Dana, A., Ebrahimpoor, Z., Asadi, M., & Azarbayjani, M. A. (2019). Mechanisms of beneficial effects of exercise training on non-alcoholic fatty liver disease (NAFLD): Roles of oxidative stress and inflammation. European journal of sport science, 19(7), 994–1003. https://doi.org/10.1080/17461391.2019.1571114

(46) Smart, N. A., King, N., McFarlane, J. R., Graham, P. L., &Dieberg, G. (2018). Effect of exercise training on liver function in adults who are overweight or exhibit fatty liver disease: a systematic review and meta-analysis. British journal of sports medicine, 52(13), 834–843. https://doi.org/10.1136/bjsports-2016-096197

(47) Zou Y, Qi Z. Understanding the Role of Exercise in Nonalcoholic Fatty Liver Disease: ERS-Linked Molecular Pathways. Mediators of Inflammation. 25 de julio de 2020;2020:1-15.https://doi.org/10.1155/2020/6412916

(48) Whitsett, M., & Van Wagner, L. B. (2015). Physical activity as a treatment of non-alcoholic fatty liver disease: A systematic review. World journal of hepatology, 7(16), 2041–2052. https://doi.org/10.4254/wjh.v7.i16.2041

(49) Taniguchi, H., Tanisawa, K., Sun, X., Kubo, T., & Higuchi, M. (2016). Endurance Exercise Reduces Hepatic

Fat Content and Serum Fibroblast Growth Factor 21 Levels in Elderly Men. The Journal of clinical endocrinology and metabolism, 101(1), 191–198. https://doi.org/10.1210/jc.2015-3308

(50) Kenneally, S., Sier, J. H., & Moore, J. B. (2017). Efficacy of dietary and physical activity intervention in non-alcoholic fatty liver disease: a systematic review. BMJ open gastroenterology, 4(1), e000139. https://doi.org/10.1136/bmjgast-2017-000139

.

Copyright © 2022 Mario Vega Carbó

Todos los derechos reservados

Sobre el autor

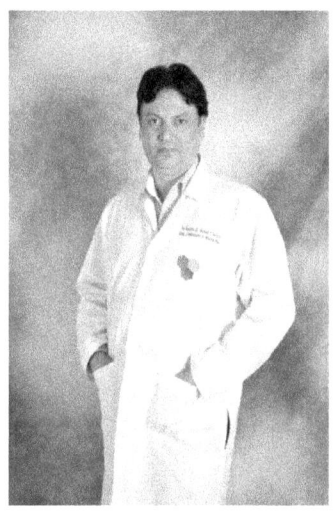

Dr. Mario Vega Carbó

Médico- Endocrinólogo

- ✓ Médico cubano graduado en 1994.
- ✓ Especialista en Endocrinología y Medicina Familiar.
- ✓ Máster en Longevidad y Ultrasonografía.
- ✓ Profesor de Fisiopatología Médica.
- ✓ Amante de hacer el bien, la familia y la naturaleza.

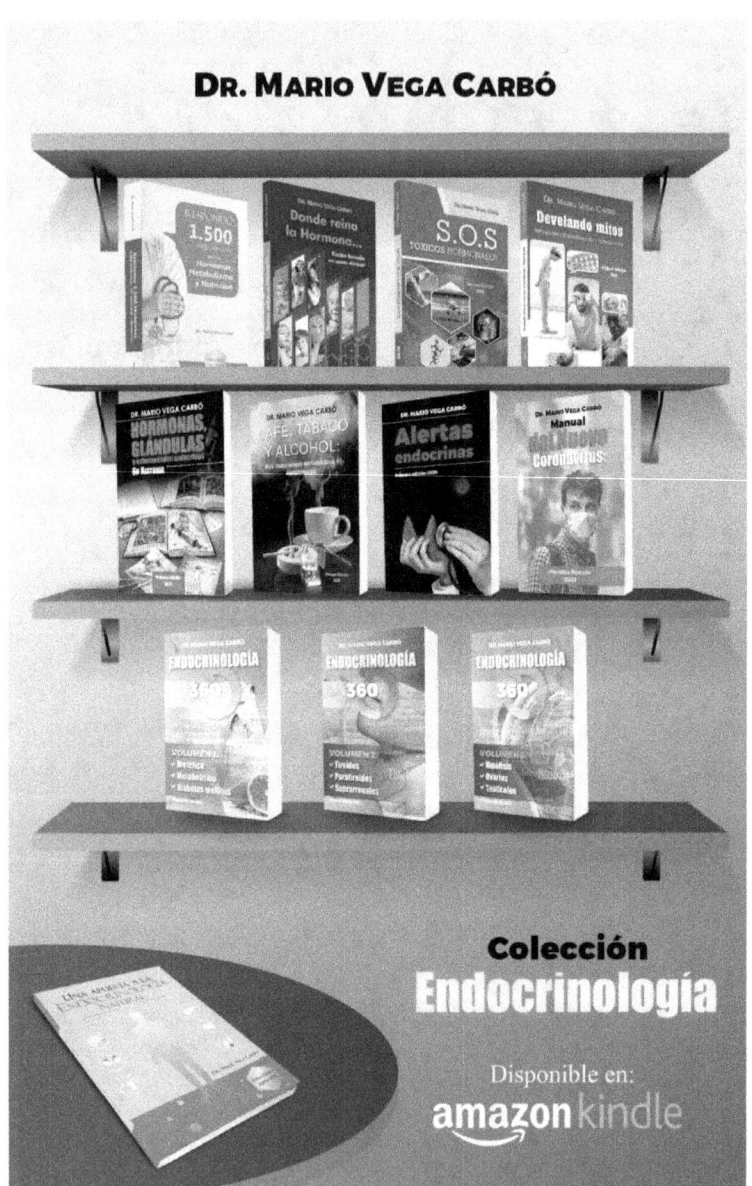

MEDICINA SALUDABLE 2022:

II. HÍGADO GRASO

La serie de *Medicina Saludable 2022* contiene una colección innovadora de textos con tres secciones: *Básico, Avanzado y Experto*. En cada título el autor, **Dr. Mario Vega Carbó,** recomienda alimentos, recetas, suplementos, rutinas de ejercicio, plantas medicinales y consejos para tratar de manera natural los problemas metabólicos y hormonales más comunes.

Otros libros de esta colección:

Medicina Saludable 2022:

- ✓ I. Colesterol y triglicéridos.
- ✓ **II. Hígado graso.**
- ✓ III. Hipertensión arterial.
- ✓ IV. Diabetes mellitus.
- ✓ V. Obesidad y sobrepeso.
- ✓ VI. Hipotiroidismo primario.
- ✓ VII. Tiroiditis de Hashimoto.
- ✓ VIII. Hipertiroidismo primario.
- ✓ IX. Osteopenia y osteoporosis.
- ✓ X. Cálculos renales.
- ✓ XI. Trastornos menstruales.
- ✓ XII. Ovarios poliquísticos.
- ✓ XIII. Fertilidad e infertilidad.
- ✓ XIV. Climaterio y menopausia.
- ✓ XV. Testosterona baja.

Otros Libros de Endocrinología

Disponible enlace en Amazon KDP: https://lnkd.in/eEMs5bJ

1. Una apuesta a la endocrinología natural.
http://rxe.me/GHRJ29
2. Respondo 1.500 preguntas sobre: Hormonas, metabolismo y nutrición.
http://rxe.me/BFCB11
3. Donde reina hormona...ficción basada en casos clínicos.
http://rxe.me/FY8PW1
4. S.O.S Tóxicos hormonales.
http://rxe.me/NB39TH
5. Develando mitos: Metabolismo, Endocrinología y Reproducción.
http://rxe.me/X54X2L
6. Hormonas, glándulas y enfermedades endocrinas. Su historia.
http://rxe.me/WH5B9S
7. Café, tabaco y alcohol : Sus trastornos metabólicos y hormonales.
http://rxe.me/X94J9Q
8. Alertas endocrinas.
http://rxe.me/PW28RS
9. Endocrinología 360: Volumen 1. Dietética, Metabolismo y Diabetes mellitus.
http://rxe.me/F6P81P
10. Endocrinología 360: Volumen 2. Tiroides, Paratiroides y Suprarrenales.
http://rxe.me/MNMXH6
11. Endocrinología 360: Volumen 3. Hipófisis, Ovarios y Testículos.
http://rxe.me/MY2R2F
12. Manual del nuevo coronavirus
https://www.amazon.com/gp/product/B08WK2HCK7/

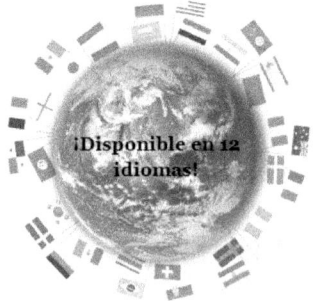

Español
Inglés
Portugués
Francés
Italiano
Holandés
Alemán
Ruso
Japonés
Mandarín
Hindi
Árabe

¡Disponible en 12 idiomas!

Formatos: eBook Kindle, Tapa Blanda y Audiolibros.
Disponible en: Amazon, Market Place de Facebook y Sitio web.

Presencia online

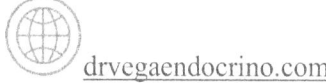 drvegaendocrino.com

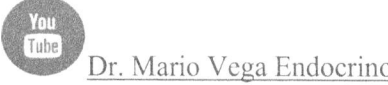 Dr. Mario Vega Endocrino

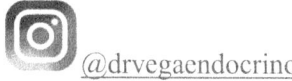 @drvegaendocrino

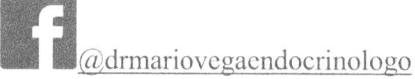 @drmariovegaendocrinologo

SINOPSIS

El hígado es un órgano intraabdominal que cumple con funciones esenciales para la vida, tales como la síntesis y metabolismo de diversas sustancias endógenas y exógenas, tales como medicamentos, el alcohol, y algunas otras sustancias toxicas.

Es bien sabido que el alcohol en exceso es altamente perjudicial para el hígado, y que cuando esta sustancia se consume sin control puede afectar la vitalidad del tejido hepático y comprometer sus funciones. Sin embargo, existe otra condición en la que una persona que no consume alcohol puede desarrollar un cuadro clínico similar al de una persona con cirrosis alcohólica, esta enfermedad es conocida como Hígado Graso no Alcohólico y está ganando una importancia a nivel mundial debido a su estrecha relación con el sedentarismo y la obesidad.

Medicina Saludable 2022 presenta en su segundo volumen *"Hígado Graso",* un libro del **Dr. Mario Vega Carbó** que explica desde el nivel básico al avanzado, qué es el hígado graso, cuáles son sus causas, y qué consecuencias trae para la salud, abarcando especialmente el tema de la cirrosis. Son tres secciones que parten desde el conocimiento básico, el avanzado y la opinión del experto, destinado a todo tipo de público, con el objetivo de educar y fomentar hábitos de vida saludables que restauren y mantengan la salud del hígado y el bienestar general.